后浪出版公司

The Thai Massage Manual

Natural Therapy for Flexibility,
Relaxation and Energy Balance

泰式按摩

让你的身体
实现能量的流动与平衡

[英] 玛利亚·梅尔卡蒂（Maria Mercati）— 著　　　杜洪翠 — 译

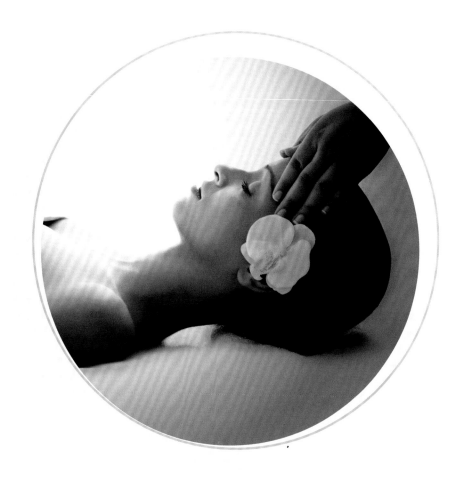

科学技术文献出版社
SCIENTIFIC AND TECHNICAL DOCUMENTATION PRESS
·北 京·

图书在版编目（CIP）数据

泰式按摩：让你的身体实现能量的流动与平衡 /（英）玛利亚·梅尔卡蒂 (Maria Mercati) 著；杜洪翠译 . — 北京：科学技术文献出版社，2019.2

书名原文：The Thai Massage Manual

ISBN 978-7-5189-5084-3

Ⅰ . ①泰… Ⅱ . ①玛… ②杜… Ⅲ . ①保健—按摩—泰国 Ⅳ . ① R454.4

中国版本图书馆 CIP 数据核字 (2019) 第 000202 号

著作权合同登记号 图字：01-2018-8167

泰式按摩：让你的身体实现能量的流动与平衡

责任编辑：巨娟梅　王梦莹	责任出版：张志平	筹划出版：银杏树下
出版统筹：吴兴元	营销推广：ONEBOOK	装帧制造：墨白空间

出　版　者　科学技术文献出版社

地　　　址　北京市复兴路15号　邮编100038

编　务　部　（010）58882938，58882087（传真）

发　行　部　（010）58882868，58882870（传真）

邮　购　部　（010）58882873

销　售　部　（010）64010019

官 方 网 址　www.stdp.com.cn

发　行　者　科学技术文献出版社发行　全国各地新华书店经销

印　刷　者　北京盛通印刷股份有限公司

版　　　次　2019 年 2 月第 1 版　2019 年 2 月第 1 次印刷

开　　　本　710×1000　1/16

字　　　数　183千

印　　　张　10

书　　　号　ISBN 978-7-5189-5084-3

定　　　价　49.80元

版权所有　违法必究

购买本图书，凡字迹不清、缺页、倒页、脱页者，请联系销售部调换

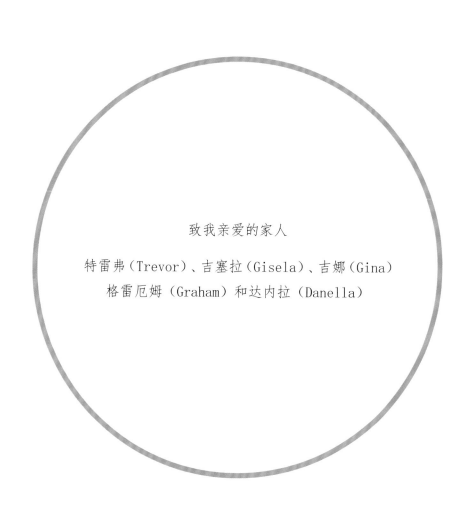

致我亲爱的家人

特雷弗（Trevor）、吉塞拉（Gisela）、吉娜（Gina）
格雷厄姆（Graham）和达内拉（Danella）

作者的话

M. B. Mercati.

　　20世纪80年代初，我和家人在印度尼西亚（Indonesia）生活了四年，正是在那里，我第一次发现了具有保健效果的按摩。在游历了东南亚很多国家之后，我最终来到了泰国（Thailand），并在这里开始了传统泰式按摩的培训和实践。自童年起，我一直深受股骨头坏死（Perthes disease）——一种髋关节慢性退化性疾病——的困扰，而泰式按摩绝妙的拉伸效果奇迹般地让我的腿部状况，包括受影响关节的灵活性，得到极大的改善。到现在为止，在泰式按摩的帮助下，我的身体灵活性和运动能力都在不断提高。但是，这并不是全部，除了能满足机体的运动和拉伸需求之外，泰式按摩还可以为我们带来强烈的幸福感和愉快感。

　　出于对东方医学的浓厚兴趣，我还前往中国学习了中式推拿按摩和针灸。去了几次中国后，我回到了泰国，在神圣的曼谷（Bangkok）卧佛寺和清迈古医学医院（Old Medicine Hospital in Chiang Mai）进行泰式按摩的学习，在那里我还接受了猜育·普里亚西斯（Chaiyuth Priyasith，泰国最受尊敬的大师之一）的私人传授。

在全世界传播

　　为了能让其他人有机会体验这种传统的而至今仍然盛行的东方身体保健方式，1993年，我在英国的切尔滕纳姆（Cheltenham，England）建立了身心和谐按摩中心（Bodyharmonics® Centre），提供泰式身体保健、印度尼西亚传统按摩、中式推拿按摩和针灸的培训与服务。如今，我的家人们都同我一样对传统东方身体保健产生了浓厚的兴趣。我相信，传统泰式按摩可以触及其他形式的按摩所触碰不到的身心部位。同时，我希望这本书能够激发你去尝试并体验泰式按摩的独特益处。

这本书将帮助你发现泰式按摩给你自己和你的家人、朋友所带来的功效。

致谢

感谢我在泰国的所有老师，特别是猜育·普里亚西斯、颂孟·康蓬（Song-muang Khanpon）、巴莫·旺那（Pramost Wanna）、旺迪·汶塞（Wandee Boon-sai）和帕迪克（Praedik）。

特别感谢我的丈夫特雷弗，他在泰式按摩手法所能拉伸到的肌肉方面做了大量研究分析，还要特别感谢我的儿子格雷厄姆，他曾同我在泰国一起学习。我还要感谢他及我的女儿吉娜和达内拉，他们为书中的摄影展示了熟练的按摩手法，另外，还要感谢我的女儿吉塞拉对泰式按摩的推广。感谢我的学生艾伦·奥尔（Alan Orr）、理查德·杜斯特（Richard Dust）和史利提·乔汗（Shriti Chauhan）作为摄影模特所做出的贡献。

图片出处说明

　封面图片　India Picture/ShutterStockphoto.Inc

　Thinkstock　卧佛寺宝塔 Beboy_ltd; 14 Ryan McVay; 38 Jacek Chabraszewski; 58 George Doyle; 90 George Doyle; 94 Polka Dot Images; 102 George Doyle; 116 George Doyle; 130 Ryan McVay; 142 ~ 143 Ryan McVay; 148 ~ 149 Stockbyte

　ShutterStockphoto.Inc　3 Constantin Stanciu; 48 Piotr Marcinski

　iStockphoto　80 ~ 81 Nadya Lukic

　其他所有图片　Sue Atkinson

目录

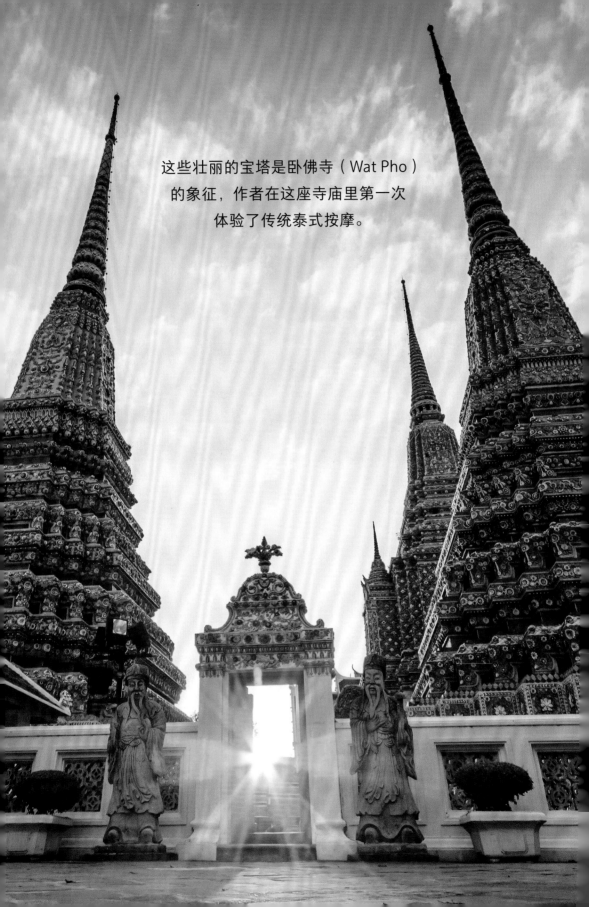

这些壮丽的宝塔是卧佛寺（Wat Pho）的象征，作者在这座寺庙里第一次体验了传统泰式按摩。

导论

นวดไทยโบราณ

Nuad Boran，意为"传统泰式按摩"

    泰式按摩是泰国传统医学中最古老的技艺之一——除此之外还有草药和精神冥想。泰式按摩同人们印象中的"按摩"截然不同。从根本来看，泰式按摩是一套复杂的流程，包括软组织按压、拉伸、扭转和关节活动。因此，我们更倾向于将其称为"泰式身体保健"而非"按摩"，而本书中也多用"泰式身体保健"一词。

    泰式身体保健已有1000多年的发展历程，不同的按摩师在手法上会有很多细微差异，甚至泰国南部和北部的身体保健在风格上也存在明显的区别，这并不是什么令人惊讶的事情。本书中，玛利亚·梅尔卡蒂所讲述的按摩技术糅合了泰国各个地区的按摩手法，对于初学者来说，这些按摩手法流畅而又和谐，非常接近你所期望的泰国按摩大师的手法。

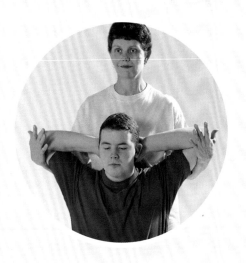

玛利亚·梅尔卡蒂为她的儿子格雷厄姆进行蝴蝶式肩后伸（参见第137页）。

传统泰式按摩

传统泰式按摩已有 1000 多年的历史，其形式或多或少接近于当前普遍流行的按摩手法。传统泰式按摩是东方身体保健的一部分，以内在能量流动和能量平衡为保健理论基础。东方身体保健的其他部分还包括中式推拿按摩、印度阿育吠陀按摩和日式指压按摩。泰式按摩起源于阿育吠陀医学，在 2000 多年前进入泰国，结合泰国特有的拉伸手法，印度瑜伽的作用更加显著。

阿育吠陀和中医描绘出了身体的能量网络。历史上，阿育吠陀和泰式按摩涉及人体的 72,000 条能量线，这些理论上的能量线被称作生线（Sen/Sen Lines）。为给按摩师们提供指导，根据卧佛寺牌碑上的图案，泰式按摩共使用了十条生线。而中医认为，人体中共有 14 条经络，这早在 2300 多年前就有记载。

西方世界对于泰国医学，记录在案的第一次评论见于 1690 年法国外交官西蒙·德拉卢贝尔（Simon de la Loubère）的观察所记："在暹罗（Siam），如果有人生病了，他会把自己交付给一位精于按捏身体的人，此人会站到病人身上，用脚踩踏病人。"

泰式按摩的作用

什么人需要传统泰式按摩呢？如果你的身体正在呐喊："触摸我""拉伸我""揉捏我""拥抱我""倾听我""安抚我"或"治愈我"，那么你就需要接受传统泰式按摩。通常情况下，身体的这些呐喊往往会被忽视。本书将助你发现泰式身体保健是怎样回应你的身体需求，这也是引导你发现泰式按摩独特好处的非常重要的第一步。

现代生活方式中，通过使用机械和新技术来实现独立和成就的欲望占据主流。我们致力于简单而又方便的生活方式，随着休闲时间越来越多，我们想要能够健康、年轻、毫无痛苦地享受生活。过度放纵已经成为一种明显的趋势，而不幸的是，这同日常运动及关心和同情他人的人际互动被不断剥夺息息相关。在本书的写作中，我们始终坚信泰式身体保健中包含这种互动，可以让你同他人一起，共同打开身体和心灵的结节。在多数东方文化中，通过身体接触进行互动的文化基础已有数千年的历史，然而，大多数西方人对此仍然比较陌生。

需要强调的是，传统泰式按摩同媒体炒作的泰国旅游中心按摩院的按摩不同。传统泰式按摩并非是为了性欲满足，而是为了完整、平衡、健康和幸福。泰式按摩意味着身体层面的统一，而与性无关，对所有人来说，它是构成幸福、平衡生活的至关重要的组成部分。

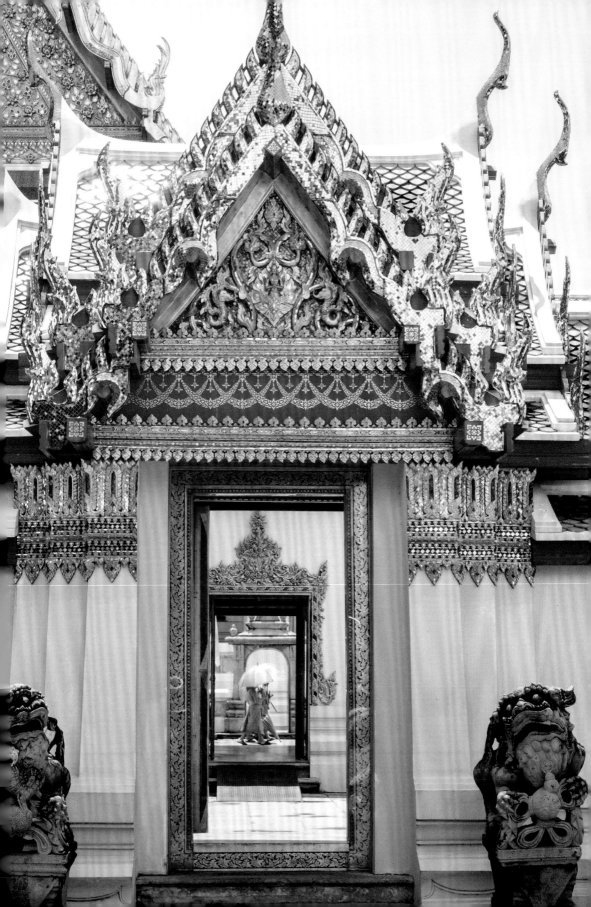

传统泰式按摩的起源

传统泰式按摩的历史同泰国人的起源一样，非常模糊。泰国位于多条迁徙路线的交叉路口，见证了一波又一波的文化文明。泰国邻近中国，位于中国至印度的主要贸易路线上，这对泰国产生了许多文化和宗教方面的影响，特别是佛教被引入泰国用以管理早期的居民。

民间传统认为，吉瓦科·库玛·巴卡（Jivaka Kumar Bhaccha），也叫希瓦格·考玛帕（Shivago Komparaj），是泰式按摩的创始人。大约 2500 年以前，他是佛陀（Buddha）的朋友和医生，现在仍被尊称为"泰国医学之父"。这一时期，有关按摩流程的信息并没有被记录在案，而是通过一代又一代人口口相传保存下来的。后来，包含有泰式按摩详细操作流程的医学文献最终被用巴利语记录在棕榈叶上。这些文献都被尊奉为宗教典籍，在大城府（Ayutthaya）古都安全保存。在十八世纪，大城府惨遭缅甸人蹂躏，众多珍贵文献被毁。1832 年，拉玛三世（King Rama Ⅲ）命人将所有幸存的文献刻在石头上，这就是现在我们所见到的曼谷最大的寺庙卧佛寺中的碑文。

卧佛寺

"Wats"是寺庙的意思。① 除了作为佛教修行的中心之外，寺庙还为人们的健康需求提供服务。卧佛寺就是其中最著名的一所寺庙。它的历史可以追溯到十六世纪，寺内有著名的卧佛，长 46 米（150 英尺），高 15 米（49 英尺），并且还有泰国最大的佛像收藏。在卧佛寺中，有 60 块牌碑上面雕刻着十条生线和按压点，还有拉玛三世时期尚存的巴利文信息。寺外有大量石像，展示了各种泰式按摩的经典手法。卧佛寺是传统泰国医学的教学和保护中心。很多泰国人都是佛教徒，甚至至今都坚信佛教诸恶莫作、众善奉行和行善积德的教义。僧侣们仍然会收到食物馈赠，定期为寺庙提供捐赠也被视为美德。由于起源于佛教哲学，在泰式按摩的历史中，大部分时候它都被视为一种宗教仪式，这也并不奇怪。直到不久前，泰式按摩还只能由僧侣正式实施，妇女被排除在潜在的接受者之外。至今，很多民间按摩手法仍然通过家庭成员们相互按摩的形式在家庭内部实践流传。

生线

本书中的中医经络部分，仅包括同生线位置相对应的经络，这些经络比生线的

---

① 卧佛寺的英文名称是"Wat Pho"。——编者注

这是拉玛三世命人雕刻在石头上的两处碑文。在卧佛寺里你可以看到完整的系列，这些碑文展示了所有有关传统泰式按摩的尚存的古老文献。

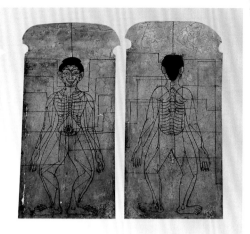

描述和定位更精确。

身体的生命能量沿着这些经络流动，为身体、精神和情绪提供能量。中医里把这种能量称为"气"（Qi），印度人将其称为"普拉那"（Prana）。能量的分布不均或流动受阻会引起疼痛和疾病。当能量系统运行良好，分布均匀时，你就会感到幸福、放松、精力充沛，身体也没了僵硬和疼痛的困扰。

沿着这些生线／经络施以按压有助于缓解能量的阻塞问题。按压和拉伸肌肉可以让能量流动更加顺畅。在本书的第3章，每一课的开始部分都会对需要按摩的身体相应部位的生线／经络进行讲解。此外，图片上标明了很多按摩手法的穴位点和箭头，这样你就可以清晰地看到所有操作的运动方向和范围。

泰式身体保健能做什么

练瑜伽是保持身体健康和灵活的有效方式。然而，接受泰式身体保健却是享受瑜伽好处的最懒惰、最简单的方式，因为你根本不需要自己费力去做瑜伽。

本书将引导你掌握整套的泰式按摩和推拿技术，通过一系列的连贯流畅的手法，既可以让你保持身体年轻，还可以舒缓慢性疼痛（参见第4章）。

在西方，身体僵硬和灵活性下降被视为年龄增长不可避免的结果。你的感觉（包括身体、精神和情绪感觉）要比你的实际年龄更加重要。泰式身体保健在保持年轻方面具有独特作用。

泰式身体保健的秘密

通过按压肌肉，泰式身体保健可以平衡能量水平，这是影响身体灵活性和平衡身体两侧肌肉作用的关键所在。肌肉围绕关节产生运动的范围由肌肉在收缩和舒张状态下的长度决定。肌肉在紧张状态下会变短，即使你并没有有意识地收缩它。活动过度或不足，或情绪紧张，都可以引起肌肉紧张。不管原因如何，其最终的结果都是运动越来越受到限制，僵硬和疼痛感出现，这些都是年龄增长的特征。

肌肉缩短或紧张会造成脊柱（脊髓的重要容器）两侧力量的不平衡，这会进一步造成背痛、颈痛和头痛问题，它们很容易成为日常生活中的固定特征。泰式按摩凭借其独特能力，可以系统性地伸展身体所有重要的肌肉，让你获得任何其他按摩都无法达到的效果。

泰式身体保健并非仅仅是一种身体体验。实际上，如果仅仅获得了身体体验，泰式身体保健就完全没有发挥其真正的潜力。泰式身体保健的实施和接受，是实现两个人之间细微而有力的内部能量交换的理想方式。它是一个双向的过程，其实现依赖于充满关怀和同情心的实施过程。正由于它是身体健康的基础，即使是在今天，泰式身体保健仍然是日常生活中不可或缺的一部分，也是两个人聚到一起，以期实现这种能量和生命力量相互平衡的完美方式。泰式身体保健包含着我们日常生活中经常缺失的和谐与韵律。

实践中的泰式身体保健

泰式身体保健中所用的很多手法都是为了刺激和促进内部能量的流动，缓解能量阻塞，防止能量平衡受到阻碍，这对保持身体健康，免受疼痛困扰非常有效。在本书中，"健康"和"免受疼痛困扰"不仅仅指涉身体方面，还包括心理、情绪和精神方面。

本书中共有150多种不同的按摩手法。脚、手掌、拇指、手肘和膝盖都可以用来沿着生线进行按压。其他一些手法则完全不同，主要用于扭转和拉伸，这些动作看起来与瑜伽很相似。在整个过程中，按摩者都需要对速度进行估计，保持不慌不忙，从容不迫。从一种手法转移到下一种手法时，需要注意节奏，保持流畅和谐。

泰式身体保健从仰卧位（背部贴地躺着）开始，然后是侧卧位，随后是俯卧位（面部朝下趴着），最后以坐位结束。按摩流程从脚部开始，进行按压、拉伸和弯曲，流程之复杂足以使一位足疗师感到惊讶。腿部姿势多样，以能最好地暴露生线位置为摆放原则。

但是，泰式身体保健是以其操作手法而闻名的。这些按摩手法可以使每一块可接触到的肌肉进行拉伸，拉伸范围以略超过这些肌肉在拮抗肌用力收缩时所达到的位置为原则。在按摩过程中，所有主要关节的运动都与其在自身肌肉力量下的运动形式一样，只是运动范围略超过其在自身肌肉作用下的运动范围。

身体触摸和拉伸

触摸是最伟大的药物之一，它可以舒缓身体，让我们感到舒适和放松。经常性地定期接受这种效用广泛的触摸，有益于提升我们的整体感。

这儿所说的"整体感"，包括精神和情绪健康，也包括更加容易观察到的身体健康。从西方医学观点来看，我们可以很容易理解按摩和推拿是如何促进血液和淋巴（组织液）流动，以及温暖组织、提高灵活性、减缓疼痛的，这些对身体来说都非常重要。

这就是触摸的力量所在，它还可以到达我们的身体深处。已有研究表明，触摸可以引起神经系统中内啡肽的释放，这种化学物质可以缓解疼痛，给人带来强烈的愉悦感。

泰式身体保健包括不同形式的触摸：按压、拉伸和扭转，经过历代的发展磨炼，这些手法已经趋于完美。定期进行泰式身体保健，可以使人们感觉到身体放松灵活，心态平和幸福，有利于保持年轻感。

身体"治愈"

"治愈"一词通常意味着健康不佳或有疾病，但是在本书中，要了解其含义，需要对健康进行较通常的观点更为广泛的定义。健康并非仅指身体健康或没有疾病；它表示促进我们内部和外部"健康"感的所有因素之间的平衡的状态。尽管健康很难定义，然而，总体而言，健康的特征包括活力感、灵活性、无痛感、满足感和整体感。

对于一个健康的人来说，生活的平衡高于一切。快节奏生活的副作用之一就是这些平衡遭到破坏，当你生活中的平衡遭到破坏时，你必须有时间和空间来恢复这种不稳定的平衡。同伙伴之间彼此进行泰式身体保健，或者接受专业按摩师按摩，正是一种最有效的方式。

保持年轻，保持健康

疼痛是身体愉快的最大障碍，任何形式、任何程度的疼痛都是身体不平衡的反映。不平衡是由某些方面过多，而另一些方面不足导致的。例如，摄入过多的油腻食物，或者进行过多的剧烈运动，身体就会感到疼痛。但是，如果摄入食物不足，或者没有进行锻炼的话，身体也将会感到类似的疼痛。心理欲望一直得不到实现也会让你体验到疼痛感，但是当欲望不足，以至于没有任何能驱使人前进的力量时，你同样会感受到类似强度的疼痛。

追求健康，应当是寻求生活中方方面面的平衡。休息和放松是实现身体和心理平衡的良好方式，有利于我们通常所谓的"治愈"过程。而在我们的日常生活中，有很多事情都可以促进这一过程的实现，进行泰式身体保健就是其中一种。同时，泰式身体保健操作起来非常具有节奏性，能完美实现身体的运动和拉伸需求，使机体进入放松状态，所有多余的担心和欲望很快都会消失不见。

"四无量心"

如前所述，由于在宗教上具有重要意义，传统泰式按摩起源于佛教寺庙。它是通往"四无量心"的途径之一，而这是佛教徒实现极乐的先决条件。这些状态中的品质包括：

- **慈无量心**：想让他人快乐，能够表现出友好慈善。
- **悲无量心**：同情所有受苦的人，希望能够减轻他们的痛苦。
- **喜无量心**：与好运的人一同喜乐而不嫉妒。
- **舍无量心**：无偏见或偏好地对待你的同伴。

从佛教观点来看，按摩的实施者应本着慈悲心进行按摩，全心关注于接受者的身体和精神的疼痛与感受。以这些目的为动机的按摩是实施者和接受者之间相互治愈的过程，身体内部的生命能量在相互之间流动。

泰式身体保健

为了实施和接受泰式身体保健，你将需要一名伙伴搭档，你的配偶，朋友，或者家庭成员都可以。需要注意的是，不要同体重远超过你的人搭档，特别是在进行包括抬起或者站在搭档身上等形式的操作时。总之，泰式身体保健是一种亲密温暖的体验，需要在能够促进这些特征的环境中进行。房间内温度适宜，通风良好，灯光柔和，对实施者的冥想状态以及接受者的放松通常是最有益的。最好不要有干扰或者过量噪声，但是有些人可能会喜欢在按摩过程中播放轻柔的背景音乐。泰式身体保健在地板上进行，需要使用柔软的垫子或毯子，同时用薄枕头垫在接受者头下。空间应当足够大，以保证按摩者可以在接受者周围自由移动。

接受泰式按摩时需要身穿衣服，但是接受者通常赤脚。按摩者通常也为赤脚。按摩者和接受者的理想服装为天然纤维的薄款运动服，或者类似材质的宽松服装。

在第一次给某人进行按摩之前，需要询问其病史，并同其讨论当前其所有的健康问题（参见第 10 页）。在进行任何身体接触之前，你需要先花一些时间来清空所有的无关思绪，完全关注于搭档的需求，从而能够以平静投入的状态为搭档按摩。进行几次缓慢的深呼吸，控制呼气，将有助于自己的放松。

在开始按摩前，泰式按摩者会进行祈祷，寻求医学之父的指导和帮助，以缓解病人身心方面的痛苦。如果想要的话，你也可以进行祈祷。

除了在接受"眼镜蛇"式按摩（参见第 125 ~ 127、129 页）和提拉扭转脊柱（参见第 115 页）时，在整个按摩过程中，你的搭档都需要保持正常呼吸。在提升前深吸气，在提升时深呼气，有助于能量向内部器官流动。在所有形式的按摩中，速度、节奏和压力都必须精心控制，最重要的是，必须有一种连续流畅的感觉，这种连续流畅不仅体现在手法转换之间，也体现在按摩者和接受者的能量流动之间。任何情况下，按摩手法标题中使用的第一个词语均指按摩者的行为，或者，在某些适当地方，指按摩者使用的身体部位。

按摩的持续时间

一次泰式按摩通常需要两个到两个半小时，但是在时间较少的情况下，也可以进行有效的按摩。在有限时间内充分按摩身体的某些部位，其效果要远好于匆匆忙忙做完整套流程。第 4 章中列出了一些针对特定问题的简短按摩流程。此外，本书在最后部分还列出了适合初学者的基本操作（参见第 149 页）。如果你是一位初学者，在熟练掌握基本操作之前，不要尝试更高级别的操作。

注意过度拉伸

过度拉伸会引起损伤。只需稍微按摩一会儿，你很快就会发现，每个人都有不同的痛阈、敏感度和整体灵活性。对某些人来说，深度按压可能仅仅会引起微弱的感觉，而对其他人来说，轻微的按压也可能带来疼痛感。拉伸的灵活性和忍受度具有同样的差异性，快速判断按压和拉伸程度非常重要。用力过大会导致疼痛，因此我们需要从轻微按压开始，缓慢增加力度，通过观察搭档的反应来明确最大按压力度。

从搭档的口头回应中明确拉伸是否过度也是非常重要的。年龄并不是柔韧性和痛阈的指标，一些年轻人的身体可能非常僵硬，而那些对自己身体照顾有加的人在七十多岁时仍然具有不可思议的灵活性。

关注自己

泰式身体保健需要实施者具有良好的平衡感并保持正确的姿势，如果采用的姿势不自然或者不松弛就会很容易引起肌肉紧张。利用全身的重量进行按压和一些大范围的伸展运动，其效果要远好于仅用手臂和肩部的肌肉力量进行按压。按摩者应同接受者一样放松，任何形式的不舒适都会干扰注意力的集中，破坏运动的和谐，而和谐是泰式身体保健的重要特征。

节奏和活动：一种纯粹的融合

泰式身体保健会循序渐进地进行一系列的按压、拉伸和扭转动作，而"流畅"和"有节奏"是对这一流程的精确描述。这些手法的数量之庞大、种类之繁多及其技术之微妙可能会让初学者感到困惑。而不论何时，按摩者同接受者之间的相对位置及活动都同所用的手法一样重要。节奏和力道之间的细微差别无尽无穷，而一种手法转换为另一种手法的过程完全流畅和谐。按摩形式与活动同样重要。所产生和维持的姿势与平衡同他们消失的方式一样多变。丝毫看不到任何匆忙的迹象，对于接受者来说，时间就好像静止了一样。

泰式身体保健是多种按摩技术的融合，每种手法都有其独特的效果。一些手法是在生线上进行按压（参见第 4 ~ 5 页），而其他手法则是进行类似于瑜伽动作的扭转和拉伸。按压是促进能量在生线中运动的方式，推拿则可以拉伸肌肉。脚、手掌、

泰式按摩的禁忌

在这里必须要声明几点，构成泰式按摩操作技术的所有这些不可思议的形式和流畅的运动对按摩者和接受者都有可能造成伤害。要进行这种形式的按摩，即使是轻轻一试，也需要熟练的技巧、适当的力度和平衡的姿势，而这些只有经过正确的培训才能习得。不恰当或者过度实施的拉伸或扭转，对一个健康的年轻人也有可能造成伤害。此外，泰式按摩的使用也存在一些禁忌证，这主要包括对其他任何形式的按摩都适用的禁忌证。

不宜进行泰式身体保健的情况

- 严重心脏病、高血压或癌症患者不宜接受按摩。
- 骨质疏松（症）患者不宜接受泰式按摩。
- 使用人造关节（如膝关节或髋关节置换）的人群不宜接受按摩。
- 湿疹、牛皮癣或带状疱疹患者，不宜在受感染区域进行按摩。
- 本书中的很多操作均不适用于孕妇，因此在怀孕期间不建议接受泰式按摩。
- 静脉曲张部位不宜进行深度按摩。
- 如果按摩者对接受者是否适合接受这种形式的按摩存在怀疑，最好保持谨慎，建议接受者咨询医生，以便明确是否适合接受按摩。

拇指、肘部和膝盖都是泰式按摩师的工具。除了深度按压和有力拉伸外，节奏舒缓，从容不迫是这种身体保健的重要特征。泰式身体保健就像是一曲精心编排的二重奏：基本旋律不断重复，每种手法随按摩部位的不同而有微妙的变化。

肌肉

年龄增长对我们而言通常与我们的感觉变化相关，
而非时间流逝。身体灵活性降低、僵硬、紧张和
疼痛都会让人感受到年龄的增长。

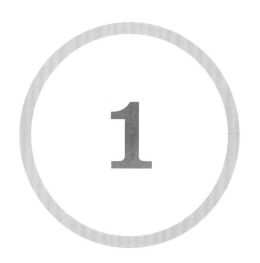

大部分慢性疼痛（包括头痛）都与骨骼肌肉系统相关，肌肉在"放松"状态下仍然保持收缩（变短）就会引起疼痛。肌肉是泰式按摩师的解剖学目标。

骨骼肌为收缩性组织，负责为所有的自主运动提供力量（动力）。肌肉通过肌腱附着在骨骼上（有时附着在结缔组织或软骨上），肌腱是非常灵活强劲的非弹性结构，产生自覆盖肌肉的结缔组织。在它们的外端，肌腱同覆盖骨骼的结缔组织或软骨融合。肌肉收缩时会变短，产生的拉力会通过肌腱转换为对骨骼的拉力，从而产生运动。

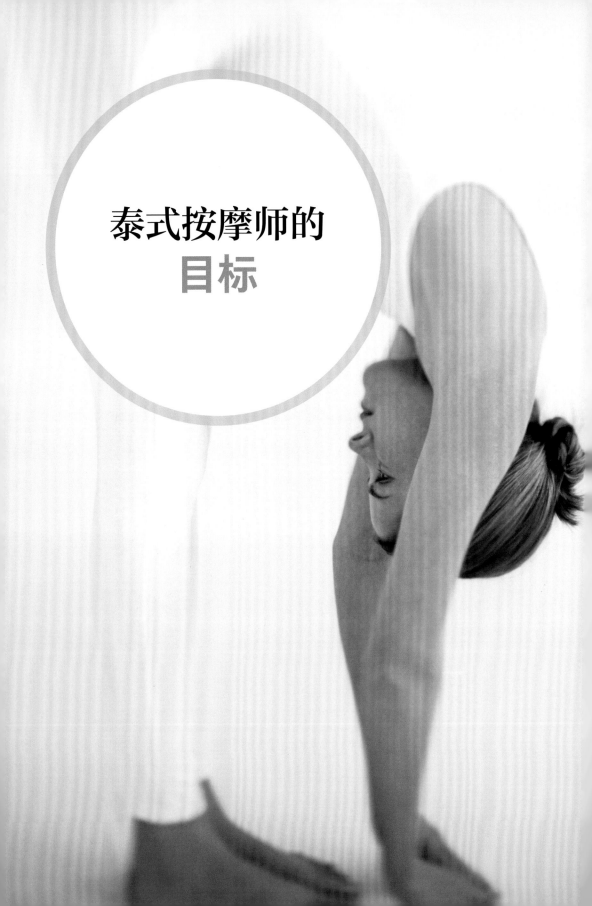

泰式按摩师的
目标

身体的浅层肌

在生命体中，浅层肌覆盖在深层肌上面，而深层肌也可能覆盖着更深层的肌肉。从图中可看出，身体的自然曲线同皮肤和皮下脂肪下的浅层肌之间的关系非常清楚。一些深层肌（橙色阴影部分）位于浅层肌之下。

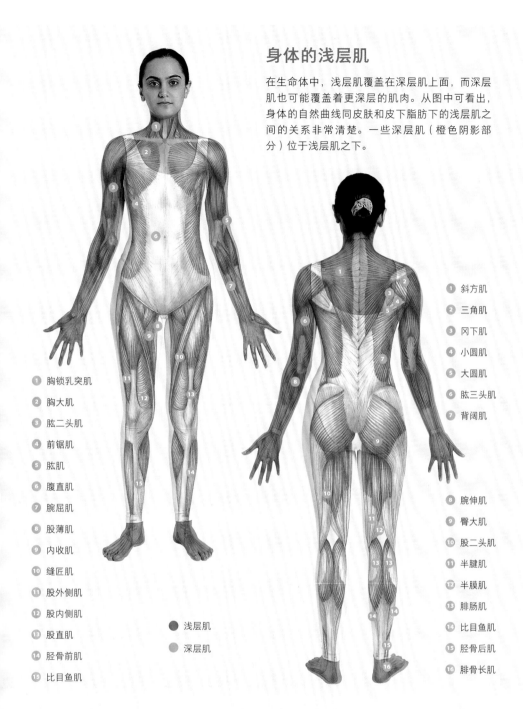

1 胸锁乳突肌

2 胸大肌

3 肱二头肌

4 前锯肌

5 肱肌

6 腹直肌

7 腕屈肌

8 股薄肌

9 内收肌

10 缝匠肌

11 股外侧肌

12 股内侧肌

13 股直肌

14 胫骨前肌

15 比目鱼肌

● 浅层肌
● 深层肌

1 斜方肌

2 三角肌

3 冈下肌

4 小圆肌

5 大圆肌

6 肱三头肌

7 背阔肌

8 腕伸肌

9 臀大肌

10 股二头肌

11 半腱肌

12 半膜肌

13 腓肠肌

14 比目鱼肌

15 胫骨后肌

16 腓骨长肌

肌肉如何运动

　　肌肉作用于骨骼，形成一个复杂的杠杆系统。肌肉通常通过肌腱附着在关节两侧的骨骼之上。关节的作用就像一个枢轴，肌肉收缩带动骨骼以关节为轴心旋转，从而产生运动。

肌肉本身并不能产生运动，它依赖于许多其他组织，如肌筋膜。肌筋膜不仅附着于肌肉的外部，还深入穿行在肌肉之内，将肌纤维束紧密结合在一起，并有神经和毛细血管深入到肌肉组织中。实际上，人体的所有器官都依赖结缔组织提供支持，并通过结缔组织将器官各部分结合在一起。正是结缔组织构成的支承构架撑起了毛细血管、神经和淋巴管形成的密集网络，而后者是肌肉系统的必要组成部分。结缔组织还为肌肉提供了超平滑的表面，使得相邻两块肌肉在做反向运动时几乎不会产生摩擦。结缔组织的这一特性如果受到干扰，会发生疼痛性粘连。

中枢神经系统

大脑和脊髓构成了中枢神经系统（CNS），它是所有身体部位和机体功能的控制中枢，包括随意运动，如骨骼肌，以及不随意运动，如呼吸。肌肉通过两类神经同中枢神经系统相连：

- **运动神经**：传导中枢神经产生的神经冲动，使骨骼肌收缩。
- **感觉神经**：将肌肉中感受器产生的神经冲动传导至中枢神经系统。

肌肉中的感受器外形与纺锤相似，因此叫作纺锤体。纺锤体可以就肌肉的收缩状态及其任何变化持续提供信息。肌腱中也有一些感受器，可以向大脑提供肌肉在收缩时所受拉力的大小。

肌肉是什么？

肌肉由大量肌纤维捆扎而成的肌束构成，所有的肌纤维纵向平行排列。肌纤维是肌肉内部的基本收缩单位。所有的肌纤维都具有收缩变短的能力，他们以"全或无"的方式收缩，不能只收缩一部分，仅存在完全收缩和不收缩两种状态。

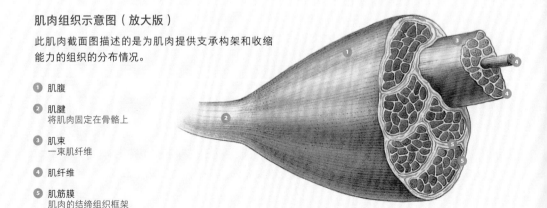

肌肉组织示意图（放大版）
此肌肉截面图描述的是为肌肉提供支承构架和收缩能力的组织的分布情况。

1 肌腹

2 肌腱
将肌肉固定在骨骼上

3 肌束
一束肌纤维

4 肌纤维

5 肌筋膜
肌肉的结缔组织框架

不同肌纤维对运动神经传导的冲动具有不同的反应方式。一些肌纤维的反应为"低阈值反应"。这些肌纤维在非常低频率的运动神经刺激下就会收缩。其他的一些肌纤维敏感度非常低，需要更高频率的刺激才能收缩，这些肌纤维的反应称为"高阈值反应"。在同一组肌肉中，不同肌纤维有不同的反应阈值，从低到高，涵盖整个阈值范围。由于不同肌纤维的反映阈值不同，随着运动神经刺激的增加，做出反应的肌纤维越来越多，这样可以保证肌肉能够逐步顺畅地收缩。

拮抗肌

肱二头肌和肱三头肌互为拮抗肌，这两组肌肉主要负责为手臂沿肘部伸屈和沿肩部前后摆动提供力量。

1 肌腱
2 肩胛骨
3 肱二头肌
4 肱三头肌
5 肱骨
6 肌腱
7 桡骨
8 尺骨

功能肌肉群

运动的流畅性、变化性和协调性源自肌肉组群之间的合作。例如，使某关节屈曲的肌肉同使该关节外展的肌肉相互作用和对抗。这两组肌肉相互拮抗。肱二头肌和肱三头肌是一组主要的拮抗肌群，负责肘部的屈曲和伸展。其他主要的功能肌群有股四头肌和腘绳肌，分别负责伸膝屈髋和屈膝伸髋。股四头肌和腘绳肌的每组肌肉的运动之间都存在一定区别，这样可以保证在每个方向上都可以进行一定程度的旋转。

放松状态下的肌肉

肌肉只能收缩，而不能主动伸展。当肌肉停止收缩时，它需要拮抗肌的收缩作用将其拉回正常的舒张长度。即使是一块看起来处于舒张状态的肌肉中，也会有一小部分的肌纤维仍处于收缩状态。这些肌纤维的收缩赋予了肌肉一定的紧张度，即肌张力。肌张力的存在依赖于大脑中持续产生的低频运动神经刺激，这种刺激仅够使反应阈值最低的肌纤维保持收缩。正常的肌张力受到任何程度的干扰时，肌肉功能都有可能受到严重影响。肌张力过低会造成肌肉松弛无力，继而引起其他潜在肌纤维代偿收缩，这种收缩主要用来保持肌张力而非用于产生运动。肌张力过高会让大脑误认为肌肉正在收缩，从而抑制其拮抗肌的收缩能力，进而造成其拮抗肌的逐渐衰弱。

泰式身体保健需要从各个不同的角度对肌肉进行按摩，
充分体现了肌肉组织间相互作用的复杂性。

泰式身体保健的效果

泰式身体保健擅长按压和拉伸。因此，我们需要了解肌肉存在的问题，以及按压和拉伸将如何解决这些问题。最常见的一种肌肉问题就是肌肉的舒张长度逐渐缩短。这一问题的成因有很多。经常重复性地进行过重的体力劳动或是健身房中的负重训练，会造成肌张力过高。因为，即使在"放松"状态下，肌肉中保持收缩的肌纤维数量也在增多。受伤、不良姿势和情绪压力也可导致肌张力过高。

肌肉缩短造成的最直接后果就是相应部位的关节运动受限，这是由肌肉的舒张长度和收缩长度之差低于正常差值造成。这一差值决定肌肉所能产生的活动范围，因此肌肉缩短会造成关节僵硬和运动机能降低。

肌肉缩短还会引起其他不良问题。肌肉紧张收缩时，肌梭向大脑发出信号，表明肌肉正处于收缩状态。大脑做出反应，减少对其拮抗肌的运动刺激，引起拮抗肌的肌张力降低，如果该状态持续存在，拮抗肌就会逐渐衰弱，拉力不足，肌肉长度则进一步缩短。在某些情况下，这种不平衡会迅速引起姿势不良问题，进而导致慢性疼痛。

但是，问题并不只这些。肌筋膜的细胞之间含有大量纤维，一部分具有弹性，另一部分没有。没有弹性的纤维可以固定组织。当肌肉收缩，肌筋膜也会随之收缩变短。由于不能反复拉回至其正常的放松位置，肌筋膜的弹性也会逐渐丧失。非弹性纤维取代弹性纤维，组织便会出现轻微褶皱。附近组织的运动也变得不再那么流畅，从而引起不适，还可能造成受影响部位的不当使用。收缩过多，伸展过少，肌筋膜会逐渐变厚，出现纤维变性，进而妨碍正常肌肉的舒张伸展，降低关节的运动性和灵活性。这些相互作用会使身体变得疼痛、僵硬，降低关节抗损伤能力和运动表现。

按压和拉伸的功效

泰式身体保健的深度按压可以按压肌肉，拉伸肌筋膜，有助于缓解组织纤维化，刺激弹性纤维生长，促进肌筋膜中毛细血管的血液流动和生线中的能量流动，进而有助于缓解疼痛，使所有的组织都能够享受到拉伸的功效。

泰式推拿按摩的一大特征就是会从不同方向进行大量、持续的拉伸。按摩师通过改变身体不同部位的相应位置，不断调整按摩的角度。拉伸可以使肌肉伸展的长度超过其正常舒张长度，即使是对存在缩短问题的肌肉也是如此。肌梭进而向大脑发出舒张信号，大脑做出反应，停止向拮抗肌发出抑制性神经冲动，拮抗肌张力很快便可以恢复正常。定期进行泰式按摩拉伸，可以恢复肌群内部和肌群之间的平衡，从而缓解疼痛，提高肌肉灵活性，改善身体姿态。

保持和提高灵活性

除非定期采取积极措施进行广泛的运动，否则从二十几岁开始，身体关节的整体灵活性会逐渐降低。你可以做瑜伽来活动关节，但要达到专业水平需要大量严格的训练。然而，如果采用泰式按摩，除了躺下来接受专业按摩师的操作之外，你什么都不需要做。在两个到两个半小时的过程中，你的肌肉和关节将会接受高强度的运动，而且要比你自己所能进行的运动还要全面。你的身体灵活性会立即出现明显提升。这是因为，在泰式按摩师的帮助下，你的肌肉和关节的活动范围，通常略高于自身的正常活动范围。

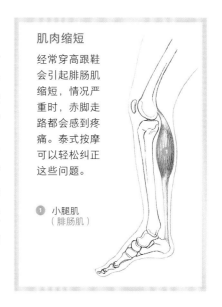

肌肉缩短

经常穿高跟鞋会引起腓肠肌缩短，情况严重时，赤脚走路都会感到疼痛。泰式按摩可以轻松纠正这些问题。

① 小腿肌
（腓肠肌）

缓解压力

尽管泰式身体保健并不适用于患有严重健康问题或者接受过置换手术的人群，但对其他人来说，其在缓解身体和情绪压力方面具有神奇的效果。身体压力所造成的常见问题有重复性劳损、运动损伤和磨损问题。僵硬、无力、疼痛和运动能力严重下滑都是身体压力发出的警告。情绪压力的表现更加复杂，它可能表现为情绪性的，例如紧张、焦虑和愤怒，或者行为性的，例如暴饮暴食、酗酒、吸烟和药物滥用，还有可能出现不能放松、睡眠紊乱和烦躁等问题。最终，情绪压力会导致一系列身体症状，包括头痛、消化不良、便秘、背痛和皮肤问题。

提升运动表现

灵活性是身体健康和运动表现的关键因素。另一因素是拮抗肌群之间的总体平衡，每组肌肉在没有收缩时都能够达到正常的舒张长度。在训练中包含泰式身体保健有助于运动员达到这一目标，但是恐怕最为训练有素的运动员都很难做到。泰式身体保健使得运动员能够从事更高强度的训练，受伤风险则大大降低，因而能在安全状态下维持更高水平的运动表现。

促进运动损伤的修复

大多数运动损伤包括肌纤维、肌筋膜或者肌腱的损伤，这些损伤通常是由肌肉过度使用所引起的肌肉组织内部及拮抗肌群之间的不平衡造成的。健康正常的肌肉可以进行重复运动而不会受伤。定期进行泰式身体保健能为肌肉提供必要的修护。当肌肉受到损伤时，拉伸和推拿能加速其修复过程，消除疼痛，恢复正常功能。

肌肉

头部和颈部

肌肉	部位/课程	附着点（起点和止点）	肌肉运动	该肌肉部位的主要泰式按摩手法
竖脊肌（骶棘肌）（参见第24页）	头部和颈部第3、5、8课	起点: 所有椎骨止点: 颈椎上部, 颅底和肋骨	（双侧）保持颈部直立和后仰（单侧）使头部和颈部向两侧屈曲	· 拉弓式脊柱扭转（参见第83页）· 转颈牵拉（参见第100页）· 十指交叉按压颈部（参见第133页）· 坐位侧方抬臂（参见第135页）· 蝴蝶式肩后伸（参见第137页）· 蝴蝶式推拿（参见第137页）
胸锁乳突肌	头部和颈部第5、8课	起点: 耳后乳突骨止点: 胸骨顶端, 锁骨	（双侧）头部前倾（单侧）使头部向该侧肩部偏转	· 转颈牵拉（参见第100页）· 拉伸颈部&肩部（参见第133页）· 坐位侧方抬臂（参见第135页）
肩胛提肌	头部和颈部第3、5、8课	起点: 前四个颈椎骨止点: 肩胛骨上方内角	提升肩胛骨以及使肩胛骨向脊柱方向运动	· 拉弓式脊柱扭转（参见第83页）· 转颈牵拉（参见第100页）· 十指交叉按压颈部（参见第133页）· 坐位侧方抬臂（参见第135页）
斜方肌	头部和颈部第3、5、7、8课	起点: 颅底（枕骨）, 沿项韧带的第二至第六颈椎, 第七颈椎和所有胸椎止点: 锁骨外侧终点, 肩胛冈	旋转和提升肩胛骨（单侧）颈部屈曲和旋转	· 拉弓式脊柱扭转（参见第83页）· 直膝抬头（参见第89页）· 交叉屈膝抬头（参见第89页）· 脚踩腋窝拉伸（参见第97页）· 拉伸手臂（参见第99页）· 转颈牵拉（参见第100页）· 旋转肩部（参见第108页）· 提拉扭转脊柱（参见第115页）· 站立式眼镜蛇（参见第127页）· 坐位侧方抬臂（参见第135页）

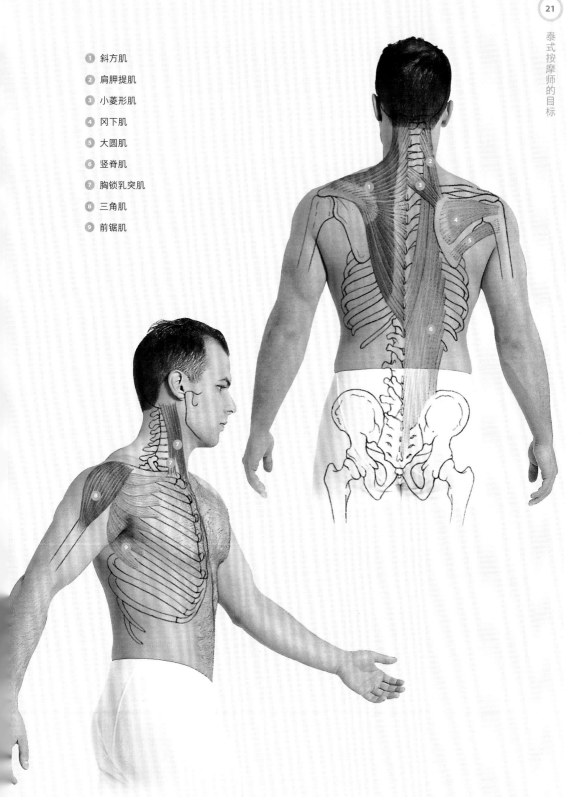

1 斜方肌

2 肩胛提肌

3 小菱形肌

4 冈下肌

5 大圆肌

6 竖脊肌

7 胸锁乳突肌

8 三角肌

9 前锯肌

肩部

肌肉	部位/课程	附着点 （起点和止点）	肌肉运动	该肌肉部位的主要泰式按摩手法
小圆肌	**肩部** 第3、5、8课	**起点:** 肩胛骨外缘 **止点:** 肱骨头背部	**手臂外旋**	·**直膝抬头**（参见第89页） ·**交叉屈膝抬头**（参见第89页） ·**拉伸手臂**（参见第99页） ·**抬臂后伸**（参见第134页） ·**肘为支点抬臂**（参见第134页） ·**三角式拉伸手臂**（参见第97页） ·**坐位侧方抬臂**（参见第135页） ·**蝴蝶式肩后伸**（参见第137页）
大圆肌	**肩部** 第3、6、8课	**起点:** 肩胛骨外缘 下半部 **止点:** 肱骨上部内缘	**手臂后伸和内旋**	·**直膝抬头**（参见第89页） ·**交叉屈膝抬头**（参见第89页） ·**侧卧位手臂拉伸**（参见第110页） ·**三角式拉伸手臂**（参见第111页） ·**抬臂后伸**（参见第134页） ·**肘为支点抬臂**（参见第134页） ·**坐位侧方抬臂**（参见第135页） ·**蝴蝶式肩后伸**（参见第137页）
冈上肌	**肩部** 第5、6、7、8课	**起点:** 肩胛冈以上 **止点:** 肱骨上部外缘	**手臂上抬（外展）**	·**脚踩腋窝拉伸**（参见第97页） ·**拉伸扭转脊柱**（参见第115页） ·**跪垫式眼镜蛇、坐凳式眼镜蛇、站立式眼镜蛇和亲密式眼镜蛇**（参见第125～127、129页） ·**肘为支点抬臂**（参见第134页） ·**蝴蝶式肩后伸**（参见第137页）
冈下肌	**肩部** 第5、6、7、8课	**起点:** 肩甲内侧 **止点:** 肱骨头背部	**手臂外旋**	同冈上肌（上） ·**旋转肩部**（参见第108页） ·**提拉扭转脊柱**（参见第115页）
肩胛下肌	**肩部** 第3、5、6、8课	**起点:** 肩胛骨前侧 **止点:** 肱骨上部内面	**手臂下摆和向 胸部内旋**	同小圆肌（上） ·**提拉扭转脊柱**（参见第115页）
三角肌	**肩部** 第5、6、7、8课	**侧面起点:** 锁骨和 肩胛冈 **止点:** 肱骨	**手臂上抬（外展）**	同冈上肌（上）
前锯肌	**肩部** 第7、8课	**起点:** 1-9肋骨 **起点:** 肩胛骨内缘	**同菱形肌相拮抗, 有助于稳定肩胛部**	·**跪垫式眼镜蛇、坐凳式眼镜蛇、站立式眼镜蛇和亲密式眼镜蛇**（参见第125～127、129页） ·**脚抵背部拉伸**（参见第138页）

胸部和腹部肌肉

肌肉	部位/课程	附着点 （起点和止点）	肌肉运动	该肌肉部位的主要泰式按摩手法
胸大肌	腹部 第5、6、7、8课	**起点:** 锁骨和胸骨 **止点:** 锁骨和胸骨	手臂向胸部旋转，手臂内收	· 拉伸手臂（参见第99页） · 旋转肩部（参见第108页） · 肩-对侧膝脊柱扭转（参见第111页） · 单侧手腿拉伸（参见第113页） · 单侧剪刀式拉伸和交叉剪刀式拉伸 　（参见第114、128页） · 跪垫式眼镜蛇、坐凳式眼镜蛇和站立 　式眼镜蛇（参见第125~127页） · 抬臂后伸（参见第134页） · 三角式拉伸手臂（参见第97页） · 肘为支点抬臂（参见第134页） · 蝴蝶式肩后伸（参见第137页） · 脚抵背部拉伸（参见第138页）

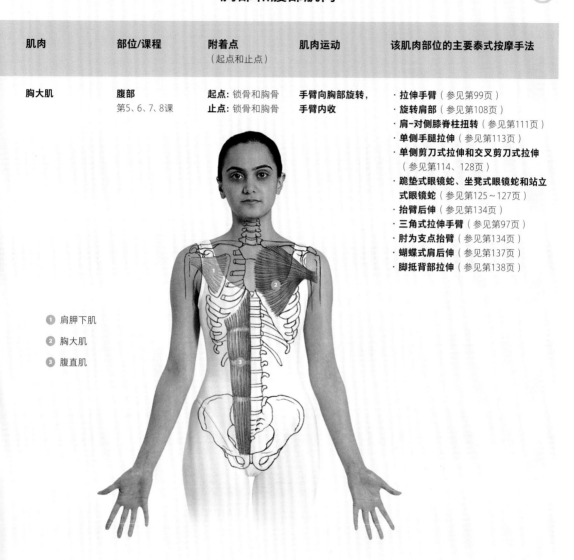

1 肩胛下肌

2 胸大肌

3 腹直肌

肌肉	部位/课程	附着点 （起点和止点）	肌肉运动	该肌肉部位的主要泰式按摩手法
腹直肌	腹部 第3、6、7、8课	**起点:** 尺骨上端 **止点:** 5~7肋软骨	脊柱前屈	· 半桥式（参见第87页） · 单侧手腿拉伸（参见第113页） · 单侧剪刀式拉伸和交叉剪刀式拉伸 　（参见第114、128页） · 跪垫式眼镜蛇、坐凳式眼镜蛇和站 　立式眼镜蛇（参见第125~127页） · 脚抵背部拉伸（参见第138页）

背部

肌肉	部位/课程	附着点 （起点和止点）	肌肉运动	该肌肉部位的主要泰式按摩手法
竖脊肌 （**骶棘肌**） （参见第20页）	背部 第3、5、8课	**起点:** 所有椎骨 **止点:** 颈椎上部,颅底和肋骨	（双侧） **脊柱后屈** （单侧） **脊柱旋转,单侧屈曲**	· **胸抵足部按压大腿**（参见第67页） · **螳螂式**（参见第68页） · **旋转臀部**（参见第83页） · **摇摆背部**（参见第84页） · **犁式手法**（参见第85页） · **膝盖抵臀按压**（参见第86页） · **小腿抵大腿按压**（参见第87页） · **半桥式**（参见第87页） · **直膝抬头**（参见第89页） · **交叉屈膝转抬头**（参见第89页） · **提拉扭转脊柱**（参见第115页） · **头抵膝按压**（参见第136页） · **蝴蝶式推拿**（见第137页）
背阔肌	背部 第3、6、8课	**起点:** 下六段胸椎,腰椎,髂嵴 **止点:** 肱骨前侧	**手臂向胸部旋转,手臂后伸和内收**	· **直膝抬头**（参见第89页） · **交叉屈膝抬头**（参见第89页） · **三角式拉伸手臂**（仰卧和侧卧） 　（参见第97、111页） · **侧卧位手臂拉伸**（参见第110页） · **抬臂后伸**（参见第134页） · **肘为支点抬臂**（参见第134页） · **坐位侧方抬臂**（参见第135页） · **蝴蝶式肩后伸**（参见第137页）
小菱形肌&大菱形肌	背部 第5、6、7、8课	**起点:** 最后一块颈椎和前五块胸椎 **止点:** 肩胛骨内缘	**肩胛**（**骨**）**向脊柱内收**	· **拉弓式脊柱扭转**（参见第83页） · **直膝抬头**（参见第89页） · **交叉屈膝抬头**（参见第89页） · **脚踩腋窝拉伸**（参见第97页） · **旋转肩部**（参见第108页） · **提拉扭转脊柱**（参见第115页）
腰方肌	背部 第5、6、7、8课	**起点:** 髂嵴上端 **止点:** 腰椎和第12肋	**下背单侧弯曲**	· **拉弓式脊柱扭转**（参见第83页） · **三角式拉伸手臂**（参见第111页） · **提拉扭转脊柱**（参见第115页） · **膝盖/手抵臀/背部提拉腿部**（参见第122页） · **坐位侧方抬臂**（参见第135页）

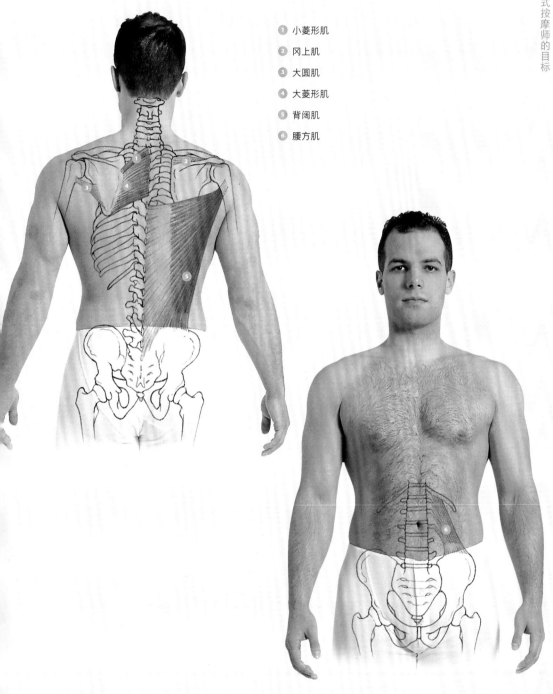

1 小菱形肌

2 冈上肌

3 大圆肌

4 大菱形肌

5 背阔肌

6 腰方肌

臀部

肌肉	部位/课程	附着点 （起点和止点）	肌肉运动	该肌肉部位的主要泰式按摩手法
臀大肌	臀部 第2、3、6课	**起点:** 骶髂关节, 髂骨后缘 **止点:** 股骨头下背侧面	腿部后伸，大腿外旋	· **胸抵足部按压大腿** （参见第67页） · **螳螂式** （参见第68页） · **旋转臀部** （参见第69页） · **犁式手法** （参见第85页） · **膝盖抵大腿背侧按压** （参见第86页） · **膝盖抵臀按压** （参见第86页） · **小腿抵大腿按压** （参见第87页） · **交叉屈膝抬头** （参见第89页） · **肩−对侧膝脊柱扭转** （参见第111页）

1 臀大肌

2 梨状肌

| 梨状肌 | 臀部
第2、6课 | **起点:** 骶骨前表面
止点: 股骨顶端（大转子） | 大腿外展和外旋 | · **螳螂式**
（参见第68页）
· **摇摆臀部**
（参见第73页）
· **肩−对侧膝脊柱扭转**
（参见第73页）
· **双腿交叉水平拉伸**
（参见第74、112页） |

手臂&手部

肌肉	部位/课程	附着点 （起点和止点）	肌肉运动	该肌肉部位的主要泰式按摩手法
肱二头肌	**手臂** 第5、6、7、8课	**起点:** 肩胛骨（两头） **止点:** 桡骨	**手臂沿肘部屈曲**	· **直膝抬头**（参见第89页） · **拉伸手臂**（参见第99页） · **脚抵背部拉伸**（参见第138页）
肱三头肌	**手臂** 第5、6、7、8课	**起点:** 肱骨（两头）， 肩胛骨 **止点:** 尺骨	**手臂沿肘部伸展**	· **三角式拉伸手臂**（仰卧和侧卧） （参见第97、111页） · **抬臂后伸**（参见第134页） · **肘为支点抬臂**（参见第134页） · **蝴蝶式肩后伸**（参见第137页）
腕部和手部伸肌	**手臂** 第5、6、7、8课	**起点:** 肱骨、桡骨、 尺骨 **止点:** 腕骨、手骨、 指骨、拇指骨	**手掌沿腕部后伸， 所有手指和拇指后伸**	· **旋转腕部**（参见第99页）
腕部和手部屈肌	**手臂** 第5、6、7、8课	**起点:** 肱骨、桡骨、 尺骨 **止点:** 腕骨、手骨、 指骨、拇指骨	**手掌沿腕部上屈， 所有手指和拇指上屈**	· **三角式拉伸手臂**（仰卧和侧卧） （参见第97、111页） · **膝盖抵手按压**（参见第98页） · **旋转腕部**（参见第99页）

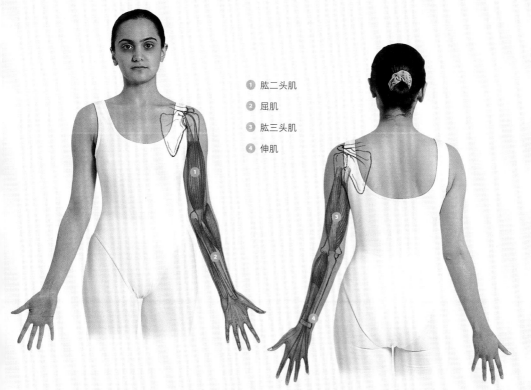

1 肱二头肌

2 屈肌

3 肱三头肌

4 伸肌

腿部

肌肉	部位/课程	附着点 （起点和止点）	肌肉运动	该肌肉部位的主要泰式按摩手法
腰大肌	腿部 第6、7课	**起点：**所有腰椎的横突和最后一块胸椎 **止点：**髋关节下的股骨（小转子）	髋关节下的股骨（小转子）	· 摇摆腿部（参见第84页） · 膝盖为支点拉伸臀部（参见第113页） · 单侧手肘拉伸（参见第113页） · 反向半莲花式腿部提拉（参见第121页） · 膝盖/手抵臀/背部提拉腿部 　（参见第122页） · 背向跷跷板式拉腿（参见第123页） · 身体后倾提拉腿部（参见第120页） · 跪垫式眼镜蛇、坐凳式眼镜蛇、站立式眼镜蛇和亲密式眼镜蛇 　（参见第125～127、129页） · 单侧剪刀式拉伸和交叉剪刀式拉伸 　（参见第114、128页） · 手推车式（参见第128页） · 膝抵小腿按压（参见第129页）
髂肌	腿部 第6、7课	**起点：**髂骨前面 **止点：**连同腰大肌	大腿朝腹部上屈	同腰大肌（上）
腘绳肌： **股二头肌 半腱肌 半膜肌**	腿部 第2、3、6课	**起点：**（股二头肌）坐骨和股骨干上端后部；（半腱肌和半膜肌）坐骨 **止点：**（股二头肌）腓骨头；（半腱肌）胫骨干内侧；（半膜肌）胫骨内踝	膝关节屈曲、小腿抬高、大腿后伸	· 胸抵足部按压大腿（参见第67页） · 螳螂式（参见第68页） · 拔河式（参见第72页） · 劈叉式按压（参见第74页） · 半莲花式背部摇摆（参见第76页） · 垂直半莲花式大腿按压 　（参见第77页） · 抬腿拉伸（参见第78页） · 垂直腿部拉伸（参见第78页） · 犁式手法（参见第85页） · 直膝抬头（参见第89页） · 膝抵膝臀部屈曲（参见第112页） · 双腿交叉水平拉伸（参见第112页）
股薄肌	腿部 第2、6课	**起点：**耻骨下缘 **止点：**胫骨干内面	膝关节屈曲、膝关节内旋、大腿内收	· 拔河式（参见第72页） · 劈叉式按压（参见第74页） · 半莲花式按压（参见第75页） · 半莲花式背部摇摆（参见第76页） · 螺丝起子式（屈膝腿）（参见第77页 · 摇摆腿部（参见第84页） · 踩葡萄式按压（参见第105～106页） · 膝盖为支点拉伸臀部（参见第113页） · 膝盖/手抵臀/背部提拉腿部 　（参见第122页）

肌肉	部位/课程	附着点 （起点和止点）	肌肉运动	该肌肉部位的主要泰式按摩手法
缝匠肌	腿部 第2、7课	**起点:** 髂骨前面 **止点:** 胫骨上端内侧面	**大腿屈曲、大腿外旋**	· **屈腿按压**（参见第72页） · **单侧剪刀式拉伸和交叉剪刀式拉伸** （参见第114、128页） · **身体后倾提拉腿部**（参见第120页） · **反向半莲花式腿部提拉** （参见第121页） · **膝盖/手抵臀/背部提拉腿部** （参见第122页） · **背向跷跷板式拉腿**（参见第123页） · **手推车式**（参见第128页）

1 股二头肌

2 半腱肌

3 半膜肌

4 腓肠肌

5 比目鱼肌

6 腓骨长肌

7 胫骨后肌

8 腰大肌

9 髂肌

10 股外侧肌

11 股中间肌

12 内收肌

13 股薄肌

14 股直肌

15 缝匠肌

16 股内侧肌

17 胫骨前肌

腿部

肌肉	部位/课程	附着点 （起点和止点）	肌肉运动	该肌肉部位的主要泰式按摩手法

股四头肌:
股直肌
股内侧肌
股中间肌
股外侧肌
	腿部
	第2、3、6、7课
		（股直肌）**起点**: 髂
		前下棘
		（股肌）**起点**: 股骨
		止点: 髌骨（膝盖骨）
		韧带至胫骨
			腿沿膝盖伸展，
			大腿沿臀部屈曲
				· **螳螂式**（参见第68页）
				· **屈腿按压**（参见第72页）
				· **螺丝起子式**（参见第77页）
				· **半桥式**（参见第87页）
				· **按压直膝腿背侧**（参见第104页）
				· **按压屈膝腿**（参见第104页）
				· **肩-对侧膝脊柱扭转**
				  （参见第111页）
				· **膝盖为支点拉伸臀部**
				  （参见第113页）
				· **单侧手腿拉伸**（参见第113页）
				· **胡桃夹式**（参见第119页）
				· **脚抵臀部按压**（参见第120页）
				· **身体后倾提拉腿部**（参见第120页）
				· **反向半莲花式屈腿**（参见第121页）
				· **反向半莲花式腿部提拉**
				  （参见第121页）
				· **膝盖/手抵臀/背部提拉腿部**
				  （参见第122页）
				· **背向跷跷板式拉腿**（参见第123页）
				· **手推车式**（参见第128页）
				· **单侧剪刀式拉伸和交叉剪刀式拉伸**
				  （参见第114、128页）
				· **膝抵小腿按压**（参见第129页）

1 股二头肌

2 腓骨长肌

肌肉	部位/课程	附着点	肌肉运动	该肌肉部位的主要泰式按摩手法
比目鱼肌	腿部 第1、2、3、6、7课	**起点**: 胫骨和腓骨上 端背部 **止点**: 跟骨	脚下伸	同腓肠肌（参见对页） · **前&后按压脚掌**（参见第52页） · **脚踝背屈**（参见第53页）

腿部

肌肉	部位/课程	附着点 （起点和止点）	肌肉运动	该肌肉部位的主要泰式按摩手法
内收肌	腿部 第2、3、6课	起点：尺骨和坐骨 止点：股骨上端内缘	使腿向中线拉伸 （内收）	·腿部树形按压（参见第62页） ·半莲花式按压（参见第75页） ·半莲花式背部摇摆（参见第76页） ·螺丝起子式（参见第77页） ·劈叉式按压（参见第74页） ·摇摆腿部（参见第84页） ·犁式手法（参见第85页） ·交叉屈膝抬头（参见第89页） ·踩葡萄式按压 （参见第105～106页） ·膝盖为支点拉伸臀部 （参见第113页） ·单侧剪刀式拉伸和交叉剪刀式拉伸 （参见第114页）
腓骨长肌	腿部 第1课	起点：腓骨上端外表面 止点：第一跖骨底部	脚下屈和外旋 （外翻）	·按压双脚侧面（参见第50页） ·交叉双脚按压（参见第51页） ·前&后按压脚部（参见第52页）
胫骨前肌	腿部 第1、7课	起点：胫骨外缘 止点：跖骨底部	脚沿脚踝上屈和内旋	·按压脚部&踝部（参见第50页） ·按压双脚侧面（参见第50页） ·前&后按压脚部（参见第52页） ·交叉双脚按压（参见第51页） ·拉伸足弓（参见第56页） ·大腿抵小腿按压（参见第70页） ·脚跟抵臀部按压（参见第119页） ·按压大腿&提拉脚部 （参见第119页） ·胡桃夹式（参见第119页） ·反向半莲花式屈腿（参见第121页）
胫骨后肌	腿部 第1课	起点：胫骨后部和腓骨干上端 止点：第三、第四跖骨	脚弓屈曲，脚内旋，支持脚弓	·按压双脚侧面（参见第50页） ·前&后按压脚部（参见第52页） ·脚踝背屈（参见第53页）
腓肠肌	腿部 第2、3、6、7课	起点：腓骨下端内表面和外表面 止点：通过跟腱止于跟骨	脚向下伸展，腿沿膝盖屈曲	·腿部伸&屈（参见第71页） ·劈叉式按压（参见第74页） ·摇摆背部（参见第84页） ·直膝抬头（参见第89页） ·垂直腿部拉伸（参见第78页） ·双腿交叉水平拉伸 （参见第74、112页） ·膝抵小腿按压（参见第129页）

主要穴位

本书中所列的穴位经过了玛利亚·梅尔卡蒂的精心挑选，能轻易融入泰式按摩流程当中，每个穴位都可以产生显著的积极效果，完全改变你的泰式按摩体验。每个穴位都需要用力重复按摩才能产生效果。

	解剖位置	功效
脚部		
K 1	位于脚底正中线上，距后脚跟三分之二脚掌的长度	· 恢复意识 · 平心静气，有助睡眠
K 3	内脚踝突起和跟腱之间	· 改善和加强腰椎与膝盖 · 促进睡眠
K 5	K3下方一拇指宽	· 缓解脚跟和脚踝疼痛的局部穴位
K 6	内脚踝正下方	· 缓解腰痛和失眠
BL 64	脚外侧第五跖骨近端，与SP4相对	· 缓解颈、腰部僵硬和疼痛
SP 4	脚弓中心第一跖骨近端	· 调节脾胃功能
ST 41	脚踝前褶中间	· 强化脚踝功能，缓解脚踝疼痛 · 缓解额头痛
LIV 3	第一、第二脚趾脚缝跟部	· 舒缓情绪，减轻压力，缓解偏头痛和经期前紧张
GB 40	外脚踝前脊下侧	· 强化脚踝功能，缓解脚踝疼痛
腿前部&侧面		
SP 9	胫骨内缘偏上靠近膝盖（与GB34相对）	· 预防和缓解腿部肿胀 · 缓解局部疼痛和膝盖疼痛
SP 6	胫骨内缘下方，内脚踝上方四指宽处 **孕妇禁忌**	· 促进消化 · 预防和缓解腿部肿胀 · 调节月经
ST 36	侧膝眼下方四指宽，距胫骨嵴一拇指宽	· 改善免疫系统，有利于健康长寿 · 降低高血压 · 促进消化，减轻肠胃不适
GB 34	腓骨头前侧下方的凹陷处	· 放松全身肌腱 · 缓解腿部肌肉痉挛
ST 31	膝盖骨侧面至髂嵴连线上，与耻骨齐平	· 缓解髋关节疼痛 · 缓解腰痛和股直肌腿痛

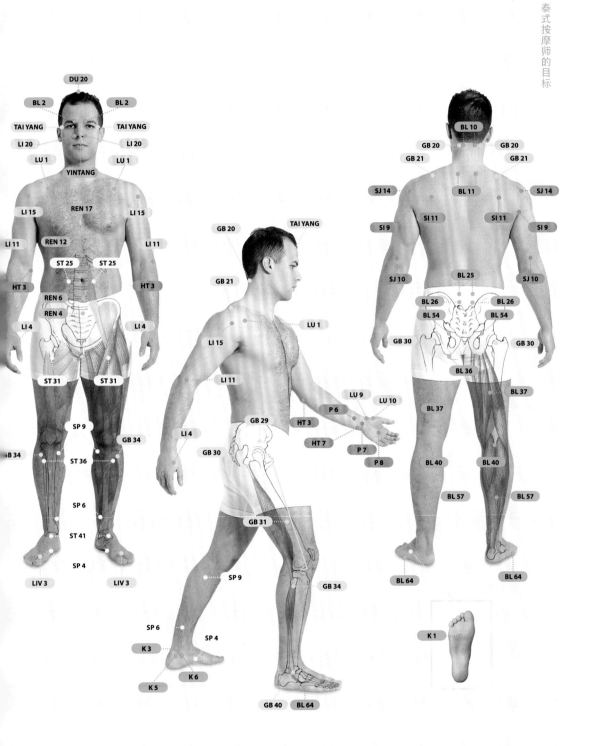

主要穴位

	解剖位置	功效
腹部		
REN 12	肚脐和胸骨下端连线中间	· 促进胃消化（参见第93页）
REN 4	耻骨中心上方大约三指宽	· 强化肾功能，增强体力和生育能力 · 调节月经
REN 6	肚脐下方两指宽	· 活跃身体
ST 25	肚脐侧面大约三指宽	· 改善肠道功能 · 缓解腹痛和腹胀
胸部		
LU 1	锁骨外侧端下方，第一和第二肋骨之间	· 加强肺部功能，预防感冒，缓解咳嗽、喉咙痛和哮喘
REN 17	胸骨中线上，与乳头齐平	· 促进心脏血液循环 · 缓解胸闷，平心静气
手部		
LI 4	拇指和食指之间的V形区域 **孕妇禁忌**	· 改善免疫系统。减轻身体各部位的疼痛。缓解头痛、牙痛、鼻塞、流鼻涕等症状
P 6	两肌腱中线上，内侧腕横纹上方三指宽	· 缓解恶心和晕动病 · 预防心血管疾病的重要穴位
P 7	内侧腕横纹中间	· 缓解腕管疼痛和心悸，平心静气
P 8	中指够到手掌的位置	· 恢复精神和情绪的平衡
HT 7	小指一侧，P7旁边	· 改善情绪问题引起的睡眠障碍
LU 9	拇指一侧，P7旁边	· 提升肺活力，预防感冒
LU 10	拇指底部肉垫中间	· 缓解拇指关节炎症 · 缓解喉咙疼痛、肿胀
肘部		
HT 3	肘横纹内侧端	· 缓解高尔夫球肘疼痛，改善心功能
LI 11	肘横纹外侧端	· 缓解网球肘疼痛，降低高血压
SJ 10	肱骨底部上方约两指宽的凹陷处	· 缓解肘部和肱三头肌疼痛
肩部/手臂		
LI 15	肩峰角前侧下方约两指宽，三角肌前面	· 促进肩部能量流动，改善运动能力，缓解疼痛
SJ 14	肩峰角下方约两指宽，三角肌后面	
SI 9	腋窝背部上方约一拇指宽	
SI 11	冈下肌上，肩胛骨中心	

	解剖位置	功效
头部&面部		
YINTANG	两边眉毛中间	· 平心静气，促进睡眠
DU 20	头部正中线上端，同双耳上端齐平	· 放松大脑，改善记忆力 · 缓解头痛
BL 2	眉毛内端	· 改善眼睛健康，缓解头痛，减轻鼻窦炎
TAI YANG	太阳穴凹陷处	· 平抑躁动，以促进睡眠，缓解头痛， 缓解眼疲劳
LI 20	鼻孔两侧	· 通畅鼻腔，缓解流鼻涕症状
侧卧位髋部		
GB 30	髋骨外缘至尾骨连线的三分之一处	· 促进髋部的能量流动，缓解坐骨神经痛， 以及髋关节、臀部和小腿疼痛
GB 29	髂嵴和髋骨中间一处	· 缓解臀部侧面和腿部侧面疼痛
GB 31	大腿外侧，膝横纹至髋骨连线中间偏下	· 缓解腿部侧面疼痛和坐骨神经痛 · 缓解瘙痒
背部&腿部		
BL 11 ↓ BL 26	第七颈椎（C7）至第五腰椎（L5）的膀胱点， 距脊柱中心约两指宽	· 每一个穴位都代表一个主要器官，应当用力 进行按压，以实现身体机能的平衡
BL 25 BL 26	第四、第五腰椎棘突齐平	
BL 54	四指宽，同骶骨下缘齐平	· 保持腰部健康，缓解背痛和坐骨神经痛
BL 36	臀下横纹中间	
BL 37	BL36至膝横纹中间	· 缓解腘绳肌疼痛以及腰椎和坐骨疼痛
BL 40	膝横纹中间	· 缓解膝盖、背部的僵硬和疼痛
BL 57	BL40与脚踝中间	· 缓解腰部和小腿肌肉疼痛
颈部&肩部		
GB 20	颈背上端凹陷处，颅底下方	· 放松颈部肌腱，以缓解紧张性头痛和 颈部疼痛。预防和缓解高血压
GB 21	脊柱中心同肩峰外缘中间	· 肩部、颈部疼痛和僵硬的张力消除点
BL 10	颈部底端下方正中线侧面	· 缓解颈部中央疼痛

泰式按摩的
作用机制

· · · · · · · · · · · · · · ·

为产生泰式身体保健所必需的基本按压效果，
需由按摩师施加按压。"软组织按摩"和
"推拿"是泰式身体保健的两大关键手法。

在软组织按摩中，施加压力是为了直接达到预期效果。而在推拿技术中，施加压力则是为了进行拉伸和扭转。传统泰式按摩以按摩接受者和按摩者双方身体姿势的多样化而著称。

泰式身体保健中的很多手法都利用了杠杆原理。这保证了按摩者可以通过施加较小的力道，而获得较大的作用效果。这对接受者也有好处，因为推拿操作过快会造成过度拉伸，而在按摩师的注意下，则可以避免出现这种情况。

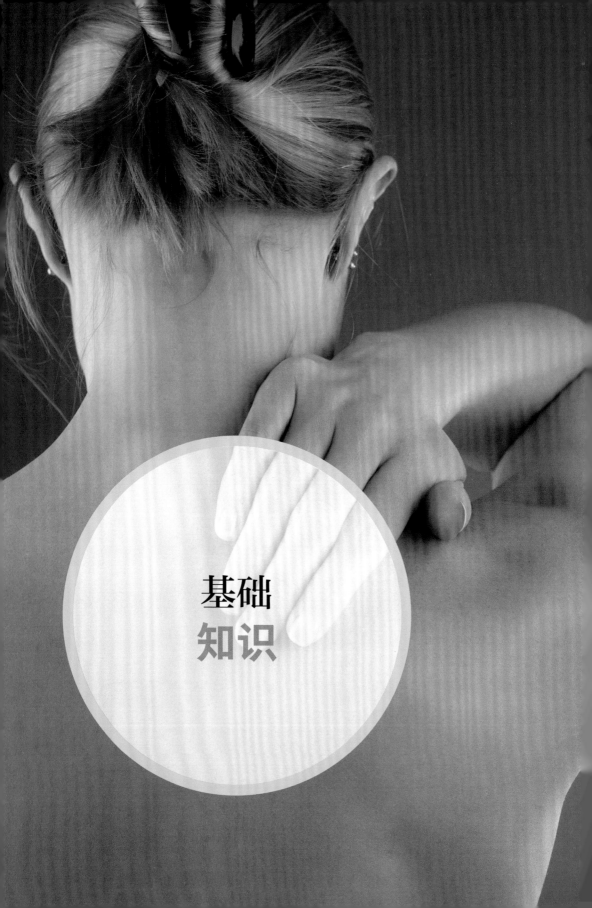

基础
知识

软组织按压手法

按压是所有软组织按摩技术的基础。熟练的按压可以对组织的不同层次产生影响，促进能量流动。利用手掌或者脚掌进行大面积的按压，可以使力道分散，而不会过度渗透。如果使用拇指或者手肘进行同样力道的按压，产生的压力则更集中、更深入。所有的按压手法都需要从轻度按压开始，然后缓慢增加力度，因为深度按压会让一些人感到非常疼痛。

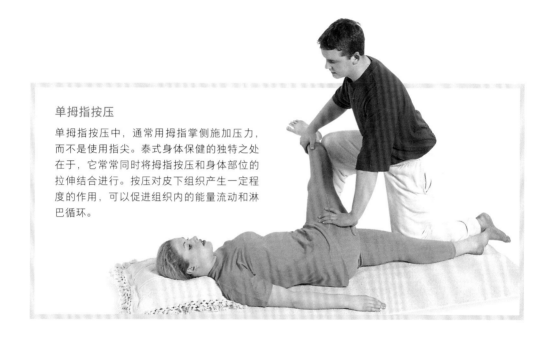

单拇指按压

单拇指按压中，通常用拇指掌侧施加压力，而不是使用指尖。泰式身体保健的独特之处在于，它常常同时将拇指按压和身体部位的拉伸结合进行。按压对皮下组织产生一定程度的作用，可以促进组织内的能量流动和淋巴循环。

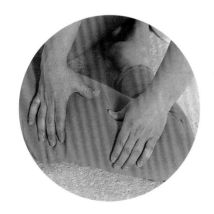

拇指行走法

该方法用来刺激能量通道（参见第 4 ~ 5 页）。拇指可沿通道的任一方向运动。将拇指指尖放于能量通道上，沿线路交替进行按压。如果向左按压，则将左手拇指抬起，移动到左侧两到三厘米（四分之三英寸）处，施加压力。然后，右手拇指同左手拇指汇合，施加压力。

重复进行此操作，在所有能量通道上进行拇指交替按压。

拇指"行走"法也可以从左向右进行。

手掌按压

手掌可以在身体的更大面积部位上进行强力按压，因此手掌按压的使用频率通常高于拇指按压。手掌按压通常可以维持数秒钟至数分钟。通过短暂按压，手掌按压可使接受者的身体产生摇摆动作。按摩者的上身重量可以通过手臂产生强大持久的按压力道。为达到预期效果而又不致引起疲劳，通常需要保持手臂伸直。手掌按压包括三种方式：单掌按压、双掌按压和蝴蝶式按压。

单掌按压
重点在于手掌跟部，该手法通常用于为身体的主要软组织块，如背部、臀部和大腿，进行有力按压。

注意
所有的按压手法都需要从轻度按压开始，然后缓慢增加力度。

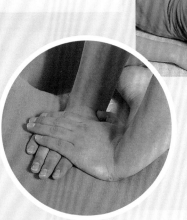

双掌按压
通过手掌叠加，集中按压力道。

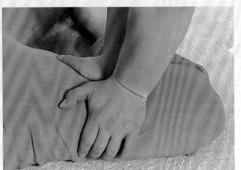

蝴蝶式按压
此方法需要同时使用双手手掌跟部进行按压。按压力量的施加范围更大。

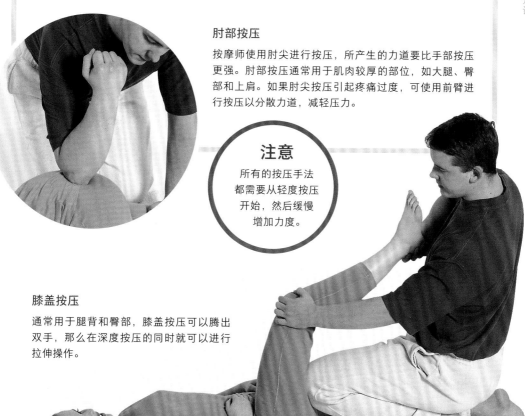

肘部按压

按摩师使用肘尖进行按压，所产生的力道要比手部按压更强。肘部按压通常用于肌肉较厚的部位，如大腿、臀部和上肩。如果肘尖按压引起疼痛过度，可使用前臂进行按压以分散力道，减轻压力。

注意

所有的按压手法都需要从轻度按压开始，然后缓慢增加力度。

膝盖按压

通常用于腿背和臀部，膝盖按压可以腾出双手，那么在深度按压的同时就可以进行拉伸操作。

脚部按压

脚部是进行大面积身体按压的最理想方式。在弯曲较大的部位，如大腿部，可以使用足弓，而在臀部及其他肌肉较厚的部位，则可以使用脚掌跟部和前部进行深度按压。在一些手法中，通常会利用脚掌踩住身体某部位进行有力的牵拉。

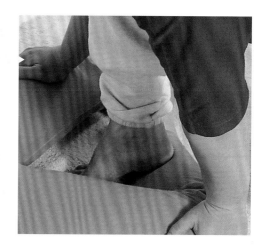

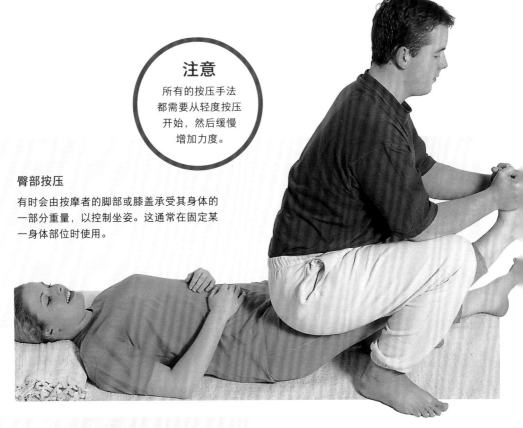

注意

所有的按压手法都需要从轻度按压开始，然后缓慢增加力度。

臀部按压

有时会由按摩者的脚部或膝盖承受其身体的一部分重量，以控制坐姿。这通常在固定某一身体部位时使用。

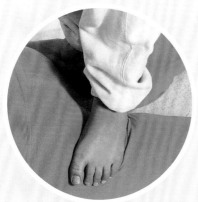

站立式按压

站立按压所产生的压力极高，因此需要谨慎使用。可用于按压背部、臀部、腿部和脚部。

按压的功效

当受到大面积地持续按压时，皮肤中的压力感受器会产生愉快感。但是，按压力度过大也会引起不适或疼痛。沿能量通道集中按压可以促进能量流动，在组织上进行深度按压可以缓解肌肉周围的结缔组织（肌筋膜）粘连，还可以促进浅表毛细血管内血液流动和淋巴循环。

推拿手法

推拿可以控制身体的相应部位进行运动以达到特定的效果，常见手法有拉伸和扭转。推拿中通常会利用杠杆原理。按摩者需要精通杠杆原理，从而能够使用较小的力道产生较强的拉伸和扭转效果。在这方面缺乏敏感性有可能会引起损伤。为避免活动方向错误造成严重的背部拉伤，按摩者需要时刻意识到自己的姿势及同接受者的相应位置关系。

推拿的功效

泰式按摩的工作原理在于，在按摩者的手法下，接受者身体运动的位置略微超过其自身运动时所能达到的位置。一位好的按摩师通常都非常清楚应该将接受者的身体运动到什么位置，从而不会给其造成疼痛或损伤。定期进行泰式身体保健可以为接受者带来神奇的效果：身体灵活性逐渐提高，运动机能不断改善。

在泰式按摩中，按摩者和接受者之间存在着复杂的相互作用。这种相互作用可以使其他按摩所接触不到的部位得到有效活动。

拉伸

垂直拉腿这一手法中包含着很强的杠杆作用。如果按摩者粗心大意或者不够敏感，将很容易造成接受者后腿、臀部以及腰部肌肉过度拉伤。因此，需要时刻注意搭档的表情，观察有没有过度拉伸的迹象。

推拿准备

在泰式身体保健中，通过拉、推、提、摇、转等手法，身体的所有部位都可以得到活动。而这些推拿手法操作的目的，是为了对身体进行拉伸和扭转。

这些推拿手法的效果是如此显著，以至于有些按摩师会只强调推拿而放弃按压，这种做法是极其错误的。软组织按压可以让接受者的身体做出准备，这样才能使随后的推拿达到最好的效果。在缓解疼痛和促进生线 / 经络能量流动方面，按压通常是最有效的方法。

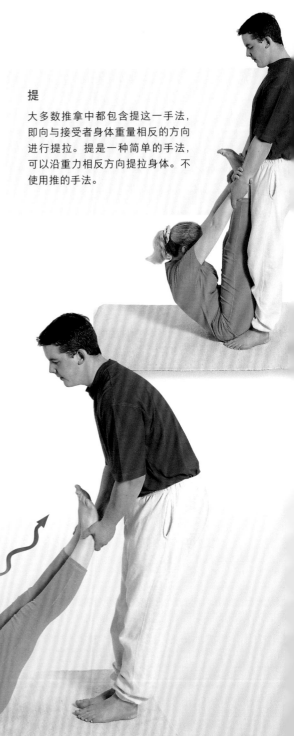

提

大多数推拿中都包含提这一手法，即向与接受者身体重量相反的方向进行提拉。提是一种简单的手法，可以沿重力相反方向提拉身体。不使用推的手法。

摇

摇这一手法适用于四肢，通常包括上、下两个方向的运动。轻微的提拉可以产生一定的牵引，从而让摇的作用更加有效。

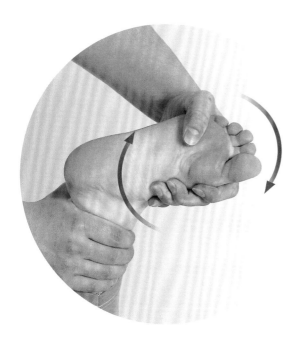

转

腕、踝、肩、髋和颈部等关节的360°旋转。转这一手法通常通过交替推拉实现。通过定期进行扭转，受骨关节炎影响的关节也可以恢复到正常的运动水平。

推和拉

当拉伸身体某一部位时，其另一端必须是固定的。有时，通过接受者的身体重量便可以实现固定。然而，较强的拉伸通常需要同时施加反方向的推力。此时，泰式按摩师通常需要使用脚部。在进行持续的强力拉伸时，按摩者通常会使用自身重量来产生反方向的推力。这可以通过按摩者身体远离接受者实现。

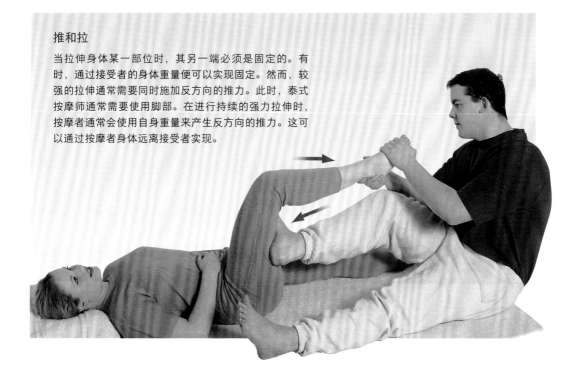

泰式身体
保健课程

· · · · · · · · · · · · · · · · ·

在泰国，按摩在手法和程序方面都有很多细微的不同。
对页图表中的按摩流程是玛利亚·梅尔卡蒂在综合
泰国南部和北部按摩手法的基础上所创造的
独特的全身按摩流程。

每一步都配有示范插图。一些图中带有箭头和彩色点，
以便让你明确施加压力的位置和需要按摩的穴位，
同时还列出了每一步的功效和按摩的主要肌肉。
在需要特别注意的手法旁边都有注意框提示，
但是，此处需要再次强调的是，
怀孕期间不宜接受泰式按摩。

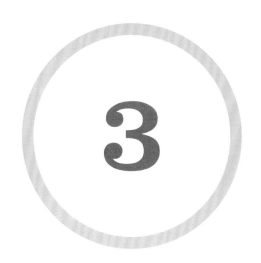

泰式按摩流程

课程	接受者体位	按摩部位
一	仰卧位（背部朝下）	·双脚（同时） ·单脚
二	仰卧位	·双脚、双腿（同时） ·仅左腿 ·仅右腿
三	仰卧位	·双腿和背部
四	仰卧位	·腹部 ·胸部
五	仰卧位	·单臂、单手 ·面部、颈部、肩部和头部
六	左侧或右侧卧	·侧卧时所能触及的身体部位（注意，左侧为右侧的镜像）
七	俯卧位（面部朝下）	·双腿 ·背部 ·双臂
八	坐位	·肩部和颈部 ·面部 ·头部

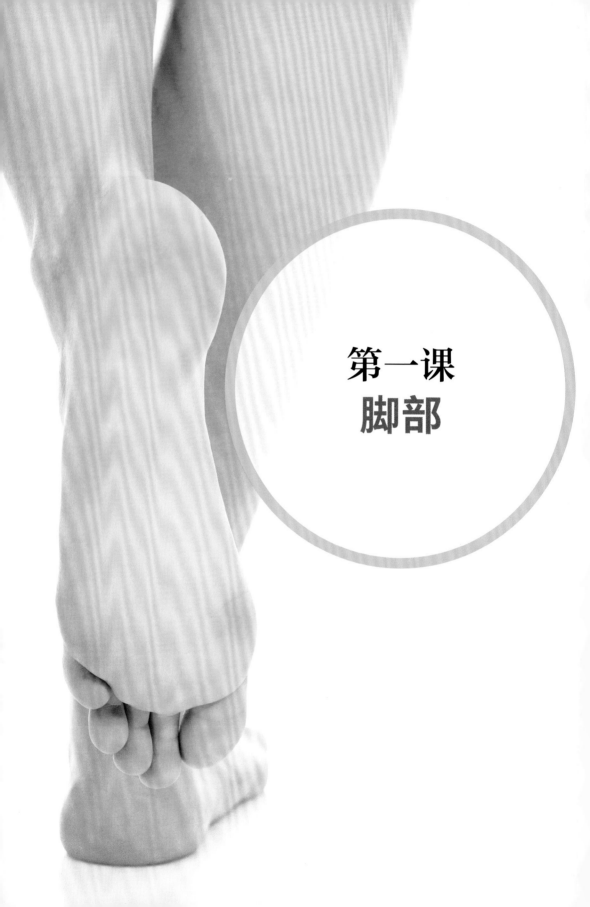

第一课
脚部

按摩从脚部开始。这是按摩者和接受者之间的第一次身体接触，因此需要仔细布置环境（参见第 8 页）。为接受按摩，你的搭档需要采用舒服的仰卧位（背部朝下），双臂放松摆放在身体两边，双腿分开，双脚间距与肩齐宽。第一课的目的是要促进能量沿脚部流动，从而对全身产生作用。按压和推拿的基本手法参见第 36 ~ 45 页。

脚部的生线/经络

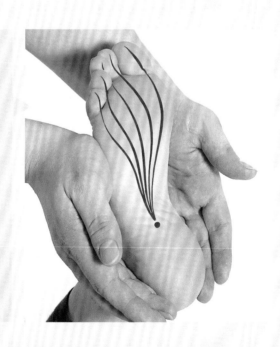

在泰国医学中，脚掌的五条生线均起源于脚掌中线同脚跟前缘的交叉点。五条生线沿此点向脚趾成放射状延伸。肾经上的 K1 位于中间一条生线的中点。
自双脚脚跟中心向每个脚趾方向进行拇指按压。在拇指力量所及范围内，尽量多次按压脚部生线。脚掌不仅承受了整个身体的重量，而且还承担着行走和跑步的功能，因此脚部的灵活性和力量都需要得到保证。通过本节课中的手法，你可以帮助你的搭档恢复脚部的灵活性，避免损伤。

这是脚掌的五条生线。
沿这些生线进行全面的按压是维持身体
能量平衡的重要条件。

按摩双脚

功效

可以温暖并放松脚部，
使接受者放松。
使大腿向外扭转，
髋部得到活动。

1. 按压脚部 & 踝部

抓住搭档双脚，在其双腿中间处跪下。保持手臂伸直，从而能够将你的身体重量传导至你的搭档。将搭档的脚部向上、向外摇摆，或者自一侧向另一侧摇摆，逐渐增加手掌的压力。手掌沿搭档脚部内缘向其脚趾方向移动，在每一位置处均施加压力。

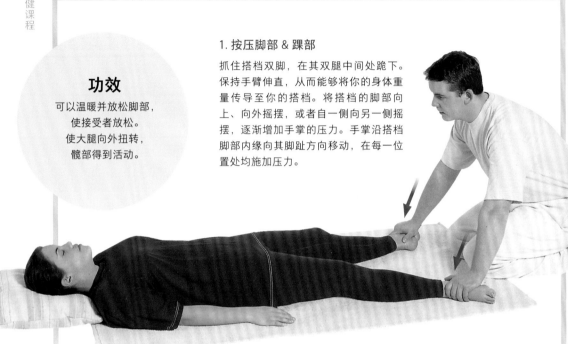

2. 按压双脚侧面

将搭档脚部尽力朝外按压（外旋），并保持几秒钟。放开脚部，将双手放在脚的上部并朝里按压（内旋，参见右图）。重复一至两次。

功效

改善踝部
灵活性。

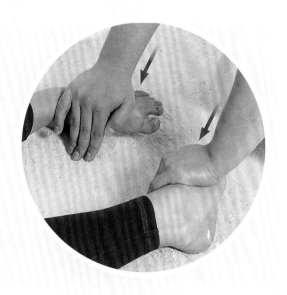

3. 交叉双脚按压

将搭档双脚交叉。轻柔地持续向下施加压力，然后交换双脚位置，再次按压。

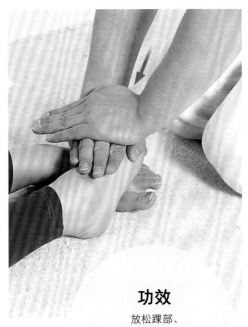

功效

放松踝部、
足弓和脚趾，
逐渐增加跖跗关节
的灵活性。

拉伸 & 按压的肌肉

1. **按压脚部 & 踝部**
   拉伸的肌肉：胫骨前肌（向外）

2. **按压双脚侧面**
   拉伸的肌肉：胫骨前肌（向外）、胫骨后肌
   （向内）、腓骨长肌（向内）

3. **交叉双脚按压**
   拉伸的肌肉：腓骨长肌、胫骨后肌

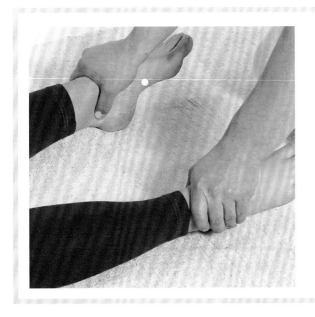

4. 揉捏脚部

抓住搭档双脚上部，按压 K3，逐渐向下至脚趾方向进行用力揉捏，并在途中按压 SP4 和 BL64。重复数次。

功效

刺激脚部内侧
和外侧的生线 /
经络。

功效

为接受者带来愉悦、
放松的感受。

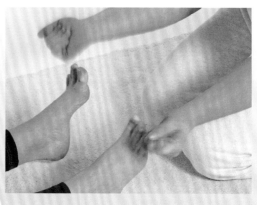

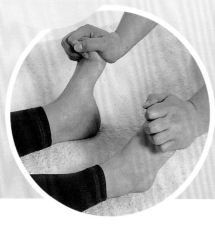

5. 轻弹脚趾

将手掌跟部放在搭档脚趾下方，手指握住搭档脚趾。将手掌滑离脚趾，同时向上轻弹脚趾。然后，重复手法1。

6. 前 & 后按压脚部

将手掌跟部置于搭档脚趾下方，用力向前按压。然后，将手掌跟部置于脚趾上方，向下按压。

功效

促进踝部和脚部
灵活性。

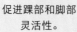

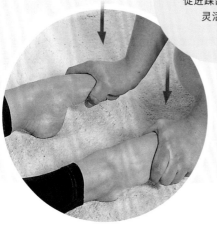

拉伸 & 按压的肌肉

6. 前 & 后按压脚部
拉伸的肌肉：腓骨长肌（向上）、胫骨后肌（向上）、比目鱼肌（向上）、胫骨前肌（向下）

7. 按压踝部 & 脚部穴位

在脚踝处，用拇指深度按压 K3、K5 和 K6，图中已用点标出。用拇指深度按压脚跟下侧，然后沿生线（参见第 49 页）向脚趾方向按压。

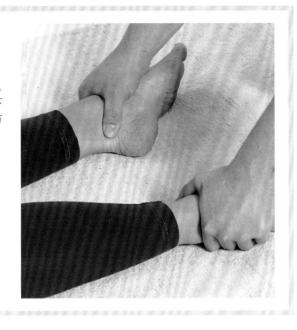

功效

按压 K3、K5 和 K6 可以保持背部和膝盖健康。

按摩单脚

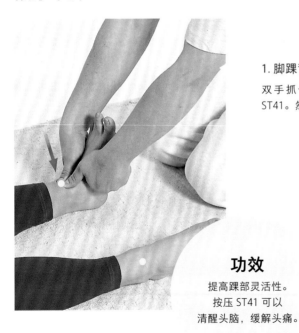

功效

提高踝部灵活性。按压 ST41 可以清醒头脑，缓解头痛。

1. 脚踝背屈

双手抓住搭档脚部，拇指按压脚踝前横纹中心的 ST41。然后向前倾斜，将脚部向上屈曲。

拉伸 & 按压的肌肉

1. 脚踝背屈

拉伸的肌肉：腓骨长肌（向上）、胫骨后肌（向上）、比目鱼肌

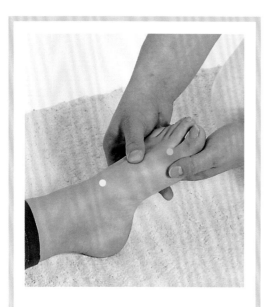

功效

放松脚趾关节，
促进血液循环。

3. 揉捏提拉脚趾

捏住搭档的脚趾，身体向后倾斜，依
次用力拉动每个脚趾。进行此操作时
可听到清脆的声响。

2. 按压脚前部肌腱

拇指通过环形运动按压肌腱。以 ST41
为起点，然后向脚趾延伸，依次按压每
根肌腱。按揉 LIV3。

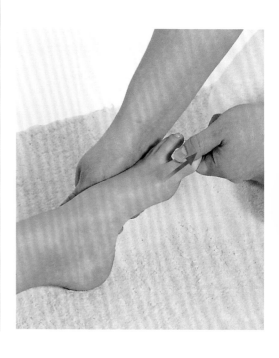

功效

促进肌腱周围的血液流动，
有助于维持脚部的灵活性。
按揉 LIV3 具有镇静作用，
并能缓解身体内的
能量阻塞。

4. 扭转脚部

单手抬起搭档脚部，通过扭转、摇动将搭档脚部另一侧向上、向下弯曲。在活动脚趾时，进行两到三次脚部扭转。在脚部另一侧重复此操作。

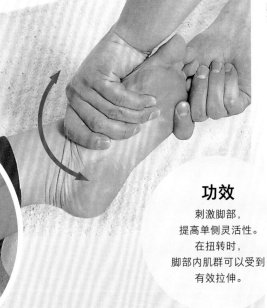

功效

刺激脚部，
提高单侧灵活性。
在扭转时，
脚部内肌群可以受到
有效拉伸。

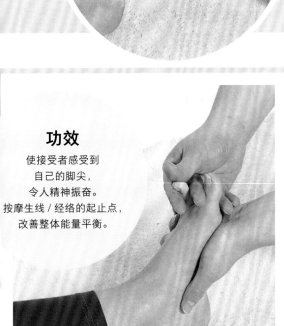

功效

使接受者感受到
自己的脚尖，
令人精神振奋。
按摩生线/经络的起止点，
改善整体能量平衡。

5. 按摩脚趾

按摩手法一：快速脚趾提拉
快速提拉所有脚趾。同时使用所有手指，在释放脚趾时迅速闭合手指。

按摩手法二：旋转 & 揉捏
将搭档脚趾向两侧旋转。然后，用力揉捏脚趾尖，以滑动的方式离开手指。

按摩方法三：脚尖按摩
两指夹住搭档脚趾尖，通过环形运动用力按摩脚尖。

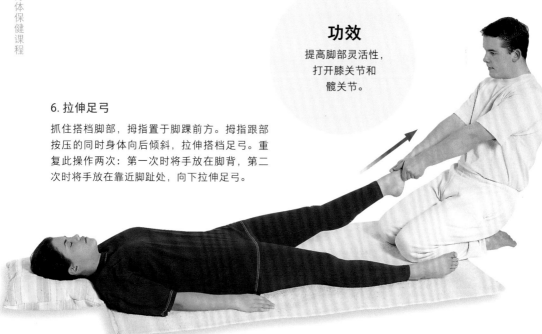

功效

提高脚部灵活性，
打开膝关节和
髋关节。

6. 拉伸足弓

抓住搭档脚部，拇指置于脚踝前方。拇指跟部
按压的同时身体向后倾斜，拉伸搭档足弓。重
复此操作两次：第一次时将手放在脚背，第二
次时将手放在靠近脚趾处，向下拉伸足弓。

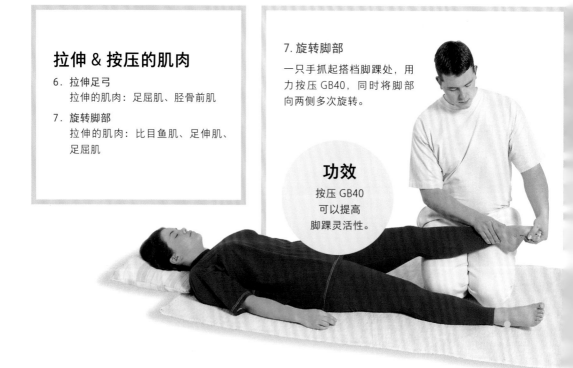

拉伸 & 按压的肌肉

6. 拉伸足弓
   拉伸的肌肉：足屈肌、胫骨前肌

7. 旋转脚部
   拉伸的肌肉：比目鱼肌、足伸肌、
   足屈肌

7. 旋转脚部

一只手抓起搭档脚踝处，用
力按压 GB40，同时将脚部
向两侧多次旋转。

功效

按压 GB40
可以提高
脚踝灵活性。

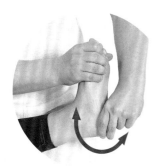

功效

振动髋关节,
促进稳定感。

8. 旋转脚跟

如图所示,抓住搭档脚跟,然后旋转脚跟,
同时进行揉捏。

10. 击打脚跟

将搭档脚趾向头部方向拉伸,同时握紧拳
头,击打搭档脚跟底部。
现在,在另一只脚上重复手法 1 ~ 10。

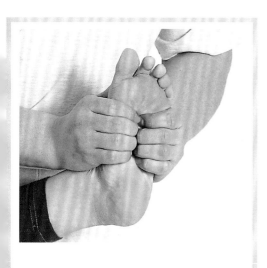

9. 按压足部生线

双手抓住搭档脚部,用指尖深度按压脚掌,
同时朝中心进行揉捏。然后,依次按压两侧
的生线。用拇指沿五条生线进行按压(参见
第 49 页)。按压和揉捏
K1 至少 50 次。

功效

改善脚部灵活性。
按揉 K1 可以促进
能量流动,
改善健康。

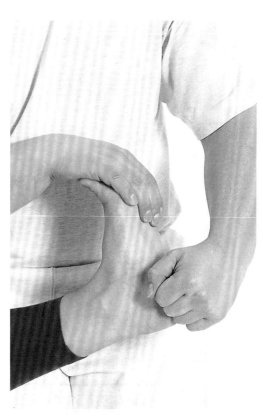

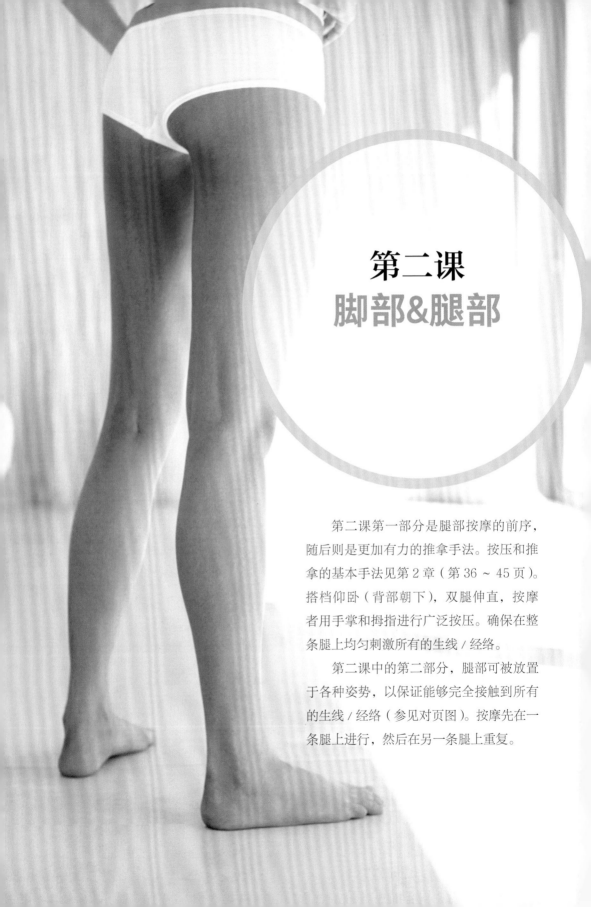

第二课
脚部&腿部

第二课第一部分是腿部按摩的前序，随后则是更加有力的推拿手法。按压和推拿的基本手法见第 2 章（第 36 ~ 45 页）。搭档仰卧（背部朝下），双腿伸直，按摩者用手掌和拇指进行广泛按压。确保在整条腿上均匀刺激所有的生线 / 经络。

第二课中的第二部分，腿部可被放置于各种姿势，以保证能够完全接触到所有的生线 / 经络（参见对页图）。按摩先在一条腿上进行，然后在另一条腿上重复。

腿部的生线/经络

腿部生线 / 经络中的能量平衡对脊柱中的能量平衡至关重要。在泰式身体保健中，按摩师特别重视腿部的按摩，因为腿部的能量流动会对全身的整体健康产生重要影响。生线的准确路线并没有明确一致的定义，但是泰式按摩师们普遍认为，在腿部的外侧和内侧各有三条生线，与中医经络相对应。

内侧生线 / 阴经

生线 1/ 中医脾经　起于大脚趾中间，经过内踝下方，沿胫骨内缘向上直达膝盖下方（SP9），然后沿大腿内侧向上，直至腹股沟顶端。

生线 2/ 中医肝经　起于大脚趾一侧，经过内踝前方，于生线 1/ 脾经后方与其大体平行，沿小腿向上经过膝关节中部向上直达腹股沟。

生线 3/ 中医肾经　起于脚掌下方（K1），在跟腱和内踝之间（K3）向上，于生线 2/ 肝经后方与其大体平行，沿小腿向上经过膝盖背部直达腹股沟。

外侧生线 / 阳经

生线 1/ 中医胃经　起于第二脚趾一侧，经过脚踝中间（ST41），平行于胫骨嵴向上延伸到达侧膝眼，然后从髌骨外缘沿大腿向上，直达髋部前侧（ST31）。

生线 2/ 中医胆经　起于第四脚趾一侧，经过外踝（GB40），于生线 1/ 胃经后约一拇指宽处沿腿部向上，与胃经大体平行，直达髋关节。

生线 3/ 中医膀胱经　起于第五脚趾外侧，于跟腱和外踝中间，沿腿部中线向上，到达臀部（BL36）。

此图展示了三条内侧生线 / 阴经和三条外侧生线 / 阳经。在直膝腿上，第三条生线的一部分位于腿部下方，因此并未显示。

注意：中医中，腿部的阴经起于脚部，止于胸部，阳经则起于头部，止于脚趾。

—— 生线 1

—— 生线 2

—— 生线 3

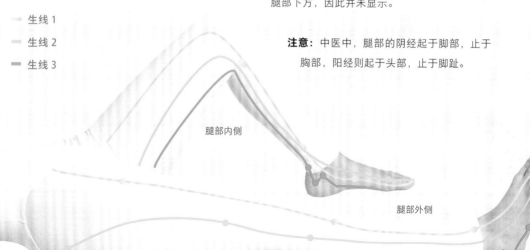

腿部内侧

腿部外侧

注意：为与生线 2 相对应，本书中将肝经进行了轻微移动，使其在脾经之后延伸。

按压腿部

功效

放松髋关节，
疏通双腿中的能量通道。
柔和的摇摆可以产生
舒适的镇静作用。

1. 按压脚部 & 腿部内侧

用手掌按压双脚和双脚踝，并将它们向外摇摆，或者左右摇摆。沿腿部内侧向上按压直到腹股沟处，然后重复。不要按压膝盖，而是将手握成杯装，进行轻度的环形运动。重复数次。保持节奏均匀，以利于放松。

2. 按压右腿内侧

按摩手法一：手掌按压

在搭档双腿中间跪下，面朝其右腿内侧面。从搭档右膝上下方开始，用双手手掌同时沿大腿向上、沿小腿向下进行按压。你也可以仅从膝盖上方开始，双手靠在一起，用手掌逐渐向上、向下按压。重复操作，用手掌按压每条生线／经络。

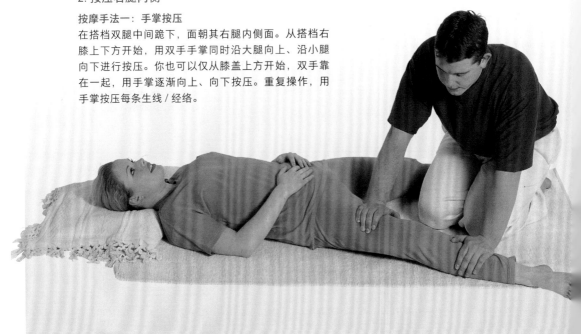

3. 按压右腿外侧

转移到右腿外侧，沿外侧生
线 / 胃经和胆经重复进行手掌
和拇指按压。按压揉捏 ST36、
ST31、GB34 和 GB31。在左腿
上重复步骤 2 和 3。

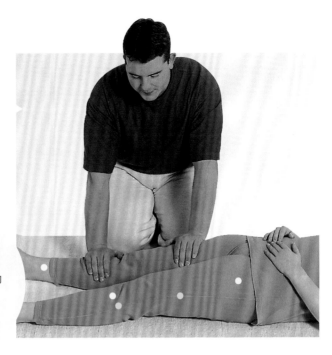

功效

改善胃经和胆经中的
能量流动，缓解
坐骨疼痛。

功效

放松肌筋膜，
刺激生线 / 脾经、
肾经和肝经中的
能量流动。

按摩方法二：拇指按压

使用拇指行走法，沿生线 1（脾经）
向上直达膝盖，沿生线 2（肝经）直
达脚踝，沿生线 3（肾经）直达膝
盖，然后再沿生线 2 向下。重复此操
作数次。按压揉捏 K3、SP6 和 SP9。

在完成小腿部位的拇指按压后，
向上移动，跨过膝盖，到达
腹股沟，沿上部的能量通
道重复操作。再用手掌
按压腿部一次，结束。

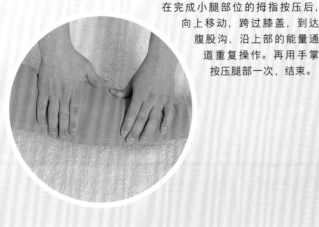

拉伸 & 按压的肌肉

1. **按压脚部 & 腿部内侧**
   拉伸的肌肉：比目鱼肌、
   腓肠肌、内收肌

2. **按压右腿内侧**
   拉伸的肌肉：比目鱼肌、
   腓肠肌、内收肌

3. **按压右腿外侧**
   拉伸的肌肉：腓骨长肌、
   腓肠肌、股二头肌、股外
   侧肌

仅按摩右腿

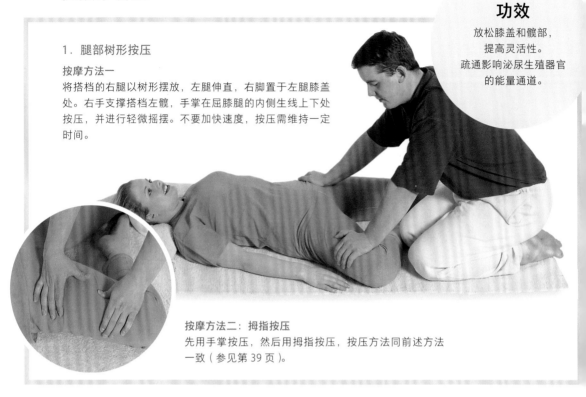

1. 腿部树形按压

按摩方法一

将搭档的右腿以树形摆放，左腿伸直，右脚置于左腿膝盖处。右手支撑搭档左髋，手掌在屈膝腿的内侧生线上下处按压，并进行轻微摇摆。不要加快速度，按压需维持一定时间。

功效

放松膝盖和髋部，提高灵活性。疏通影响泌尿生殖器官的能量通道。

按摩方法二：拇指按压

先用手掌按压，然后用拇指按压，按压方法同前述方法一致（参见第 39 页）。

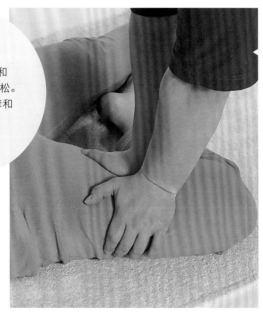

功效

严重僵硬的髋部和膝盖都可以得到放松。对大腿内收肌痉挛和僵硬的人群尤其有效。

2. 腿部树形蝴蝶式按压

稍微改变姿势，面朝搭档的屈膝。同时用双手对搭档的屈膝腿进行蝴蝶式按压。

拉伸 & 按压的肌肉

1. 腿部树形按压

2. 腿部树形蝴蝶式按压

3. 腿部树形脚部按压

　　拉伸的肌肉：内收肌、缝匠肌
　　按压的肌肉：内收肌、比目鱼肌、股薄肌、
　　半膜肌、半腱肌、腓肠肌

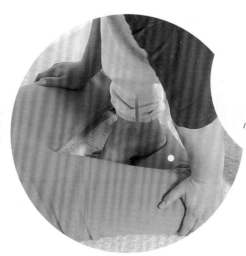

功效

脚部按压对大腿
内收肌的紧张痉挛
具有良好的
缓解效果。

3. 腿部树形脚部按压

按摩方法一
做出屈膝姿势，向搭档的大腿和膝盖方向稍微倾斜以保持平衡。使用右脚按压搭档的屈膝腿。用脚掌和跖球对搭档的大腿进行全面深度按压。缓慢向前摇摆，以找到合适的按压力道。

功效

缓解小腿肌肉紧张
痉挛，促进血液和
淋巴流动。
促进运动引起的
小腿肌肉损伤的修复。

按摩方法二
稍微改变姿势，用脚跟按压搭档的小腿肌肉，可利用身体重量达到所需的力道。脚跟按压 SP6 和 SP9。

功效

第 4、5、6、7 步

这些手法可以放松腘绳肌内侧，
提升膝盖灵活性，促进脾经、
肾经和肝经能量流动。
缓解某些类型的坐骨神经痛。
促进运动引起的
腘绳肌拉伤的修复。

4. 单脚踩葡萄式按压

左脚脚掌置于搭档右侧膝盖背面
上方的大腿上。抓住搭档双脚，
身体向后倾斜，就像踩葡萄一样，
脚部沿大腿向腹股沟方向来回按
压。

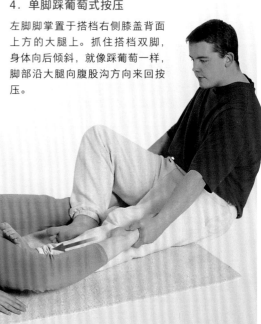

5. 单脚踩葡萄式按压 & 扭转

现在，将左脚放在搭档的膝盖后方，将搭档右腿绕过你的小腿，
同时将其脚趾扳向你的膝盖后方，看起来就像是缠绕的葡萄藤。
握住搭档脚跟以固定该姿势，同时将你的右脚置于搭档的右侧大
腿内缘。现在，用右脚向腹股沟方向来回按压，保持节奏稳定，
用力按压。重复数次。

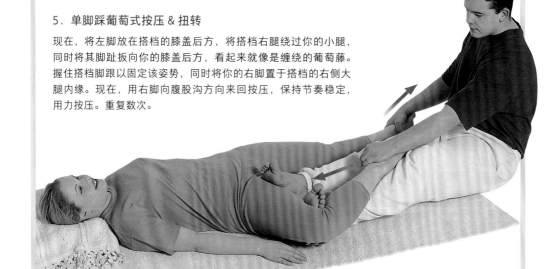

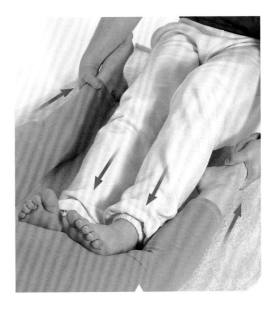

拉伸 & 按压的肌肉

4. 单脚踩葡萄式按压
   拉伸的肌肉：内收肌、缝匠肌、股薄肌
   按压的肌肉：内收肌、腘绳肌

5. 单脚踩葡萄式按压 & 扭转
   拉伸的肌肉：内收肌、缝匠肌、股薄肌
   按压的肌肉：内收肌、腘绳肌

6. 双脚踩葡萄式按压
   拉伸的肌肉：内收肌、缝匠肌、股薄肌
   按压的肌肉：内收肌、腘绳肌

7. 踩葡萄式按压 & 揉捏
   拉伸的肌肉：大腿内收肌、缝匠肌、股薄肌
   按压的肌肉：内收肌、腘绳肌

6. 双脚踩葡萄式按压

将搭档右脚自固定位置放开，但继续抓住搭档两脚踝。现在，用两脚沿大腿上下交替按压。重复数次。

7. 踩葡萄式按压 & 揉捏

现在，将你的右脚放在搭档大腿内侧，用左脚在腿部下方滑动。同时揉捏并按压大腿的内侧和外侧。从膝盖开始，沿大腿向上进行按压和揉捏，然后向下返回至膝盖。每次按压和揉捏时，保持身体向后倾斜。

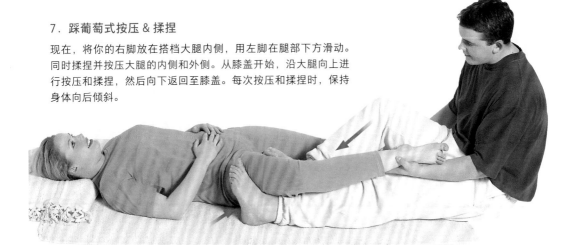

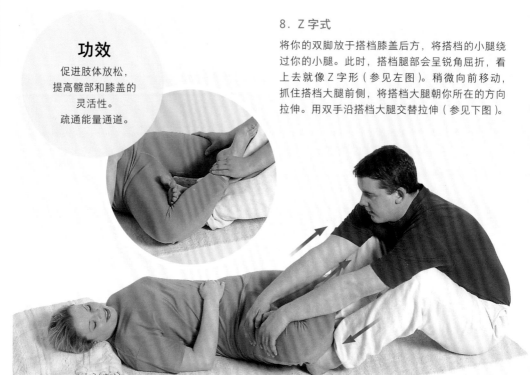

功效

促进肢体放松，
提高髋部和膝盖的
灵活性。
疏通能量通道。

8．Z 字式

将你的双脚放于搭档膝盖后方，将搭档的小腿绕过你的小腿。此时，搭档腿部会呈锐角屈折，看上去就像 Z 字形（参见左图）。稍微向前移动，抓住搭档大腿前侧，将搭档大腿朝你所在的方向拉伸。用双手沿搭档大腿交替拉伸（参见下图）。

9．牵拉小腿

按摩方法一

将搭档腿部弯曲抬起，并用膝盖锁住搭档脚部。将双手置于搭档小腿后侧，指尖按压膀胱经上的 BL57，并将搭档小腿朝你的方向牵拉，轻轻向回摇摆。沿小腿的不同部位重复此操作。

按摩方法二

将左手置于小腿上部肌肉上。按压搭档小腿并向左牵拉。换手，朝另一侧重复操作。

功效

促进膀胱经中的能量
流动，使纤维化的
结缔组织得到放松。
对足球和橄榄球
运动员非常有益。

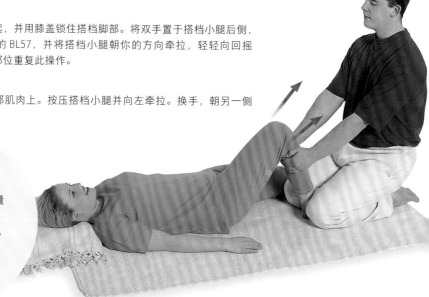

10. 按压大腿上部

按摩方法一
双手手指交叉，放在搭档大腿膝盖上方。用手掌跟部沿大腿向上按压，直到腹股沟处。重复数次。

按摩方法二
同时击打大腿的内外侧和小腿。重复数次。

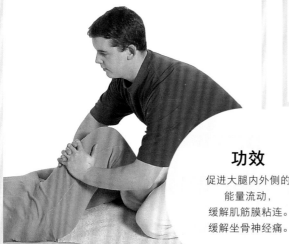

功效
促进大腿内外侧的
能量流动，
缓解肌筋膜粘连。
缓解坐骨神经痛。

拉伸 & 按压的肌肉

8. Z 字式
拉伸的肌肉：股四头肌、内收肌
按压的肌肉：腘绳肌、内收肌、
股四头肌

9. 牵拉小腿
按压的肌肉：腓肠肌、比目鱼肌

10. 按压大腿上部
按压的肌肉：股四头肌、缝匠
肌、股薄肌、半膜肌

11. 胸抵足部按压大腿
拉伸的肌肉：臀大肌、股四头
肌、骶棘肌
按压的肌肉：腘绳肌

11. 胸抵足部按压大腿

将搭档右腿抬起，并将其右脚放于你的胸部。右手放在搭档膝盖上，左手用力按压大腿肌肉。按压 BL37 和 BL36。在上下按压大腿肌肉的同时，将搭档身体轻轻前后摇摆。

功效
放松腘绳肌肌筋膜。
缓解髋部疼痛和
坐骨神经痛。

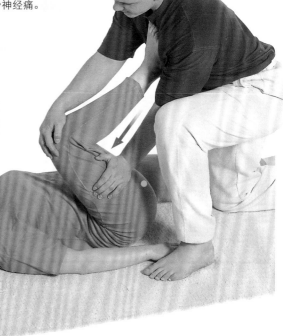

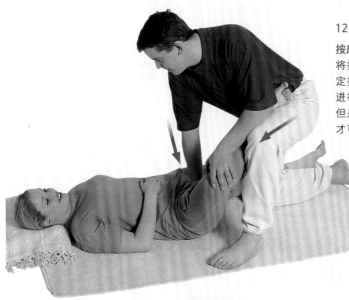

12．螳螂式

按摩方法一

将搭档脚部放于你的左侧腹股沟。左手固定搭档的右侧膝盖，右手手掌沿大腿内侧进行按压。这种按压可以使腿部向外翻转，但是，只有在搭档身体非常柔软的情况下，才可以尝试将其腿部按到地板上。

按摩方法二

将搭档膝盖向其左侧臀部推动。右手固定其膝盖，左手手掌沿大腿外侧生线 2/ 胆经进行按压。按压 GB31。

注意：在这两种姿势中，应有节奏地进行按压，以使大腿来回摆动（就像螳螂的典型姿势一样）。

功效

提高髋部灵活性。
拉伸臀部和大腿肌肉。
可用于缓解慢性
腰痛。

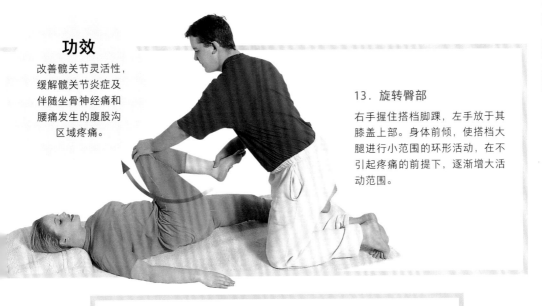

功效

改善髋关节灵活性，缓解髋关节炎症及伴随坐骨神经痛和腰痛发生的腹股沟区域疼痛。

13. 旋转臀部

右手握住搭档脚踝，左手放于其膝盖上部。身体前倾，使搭档大腿进行小范围的环形活动，在不引起疼痛的前提下，逐渐增大活动范围。

拉伸 & 按压的肌肉

12. 螳螂式
    拉伸的肌肉：内收肌、臀肌、骶棘肌、股四头肌、梨状肌
    按压的肌肉：半膜肌、半腱肌、股二头肌和股外侧肌

13. 旋转臀部
    拉伸的肌肉：臀大肌、梨状肌、骶棘肌、股四头肌

14. 膝盖按压大腿
    按压的肌肉：腘绳肌

功效

有利于运动损伤引起的腘绳肌紧张和痉挛、重复性损伤、背痛和坐骨神经痛等问题的改善。

14. 膝盖按压大腿

抬起搭档右腿，将左膝抵在搭档大腿后侧的BL37上。抓住搭档的脚跟和膝盖，将其大腿用力向后牵拉。停止牵拉，将膝盖稍微下移，然后再次进行牵拉。沿大腿部的膀胱经进行重复按压，按压BL36和BL37。

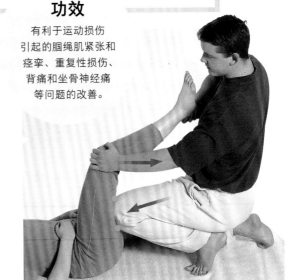

拉伸 & 按压的肌肉

15. 大腿抵小腿按压
    拉伸的肌肉：胫骨前肌
    按压的肌肉：腓肠肌、比目
    鱼肌、胫骨后肌

16. 胡桃夹式
    拉伸的肌肉：胫骨前肌、踝
    屈肌和足屈肌
    按压的肌肉：腘绳肌、腓肠
    肌

17. 腿部伸 & 屈
    拉伸的肌肉：腓肠肌、比目
    鱼肌（腿部拉伸）、腘绳肌、
    臀肌（腿部屈曲）

18. 脚部按压大腿
    按压的肌肉：腘绳肌

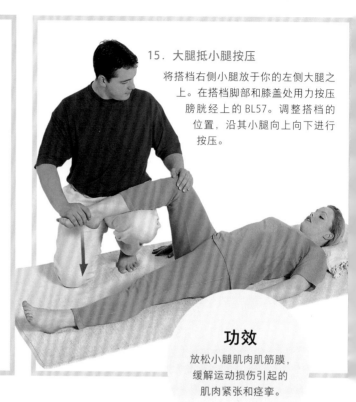

15. 大腿抵小腿按压

将搭档右侧小腿放于你的左侧大腿之
上。在搭档脚部和膝盖处用力按压
膀胱经上的 BL57。调整搭档的
位置，沿其小腿向上向下进行
按压。

功效

放松小腿肌肉肌筋膜，
缓解运动损伤引起的
肌肉紧张和痉挛。

16. 胡桃夹式

将左手腕和小臂轻轻放在搭档的膝盖下
方。现在，以你的手臂为支点，用力按
压搭档脚部，从而进行有力的牵拉。重
复进行两到三次。

功效

缓解膝盖疼痛、
腘绳肌和小腿
肌肉痉挛。

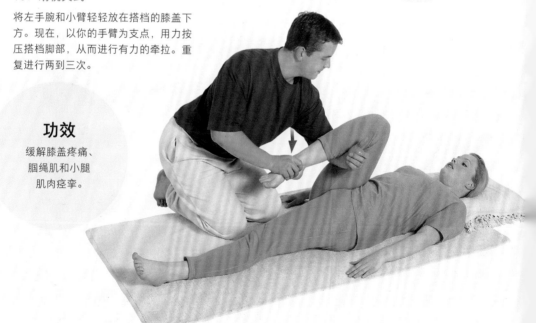

功效

打开髋关节、
膝关节和
踝关节。

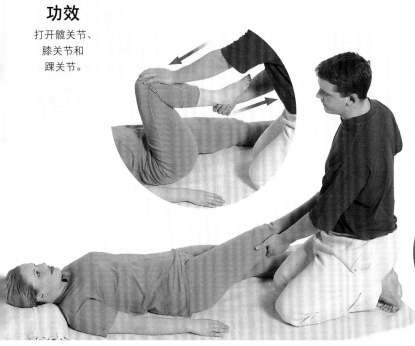

17．腿部伸＆屈

抓住搭档右脚脚跟下方，另
一只手抓住膝盖一侧。通过
推动膝盖使其膝盖弯曲，然
后牵拉脚跟，同时拉动膝
盖，使搭档腿部迅速获得最
大程度的伸展。重复数次。

注意

此手法不能用于
做过膝盖或臀部
手术的人群。

18．脚部按压大腿

抓住搭档右脚。将你的右脚放在搭档右侧大腿背
面的膀胱经上。身体向后倾斜，将搭档的脚部朝
向你进行牵拉，以对大腿腘绳肌进行持续有力的
按压。然后，停止牵拉，将脚稍微下移，再次进
行牵拉。重复数次，以覆盖整个大腿。

功效

缓解运动损伤引起的
腘绳肌、腰部、臀部
疼痛和某些类型的
坐骨神经痛。

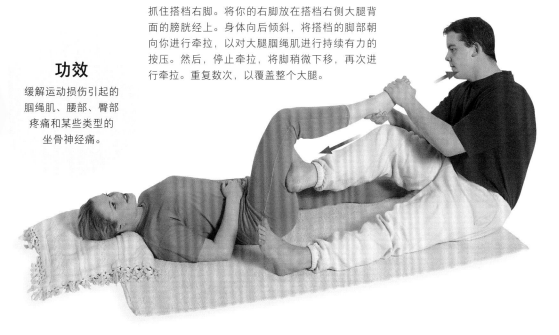

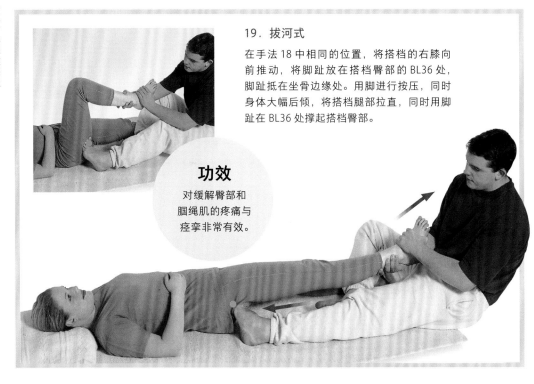

19．拔河式

在手法 18 中相同的位置，将搭档的右膝向前推动，将脚趾放在搭档臀部的 BL36 处，脚趾抵在坐骨边缘处。用脚进行按压，同时身体大幅后倾，将搭档腿部拉直，同时用脚趾在 BL36 处撑起搭档臀部。

功效

对缓解臀部和腘绳肌的疼痛与痉挛非常有效。

功效

拉伸股四头肌、臀部、膝盖和脚踝。

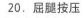

20．屈腿按压

如果搭档的身体足够灵活，将其右侧大腿向内旋转，同时将小腿向上翻转。如果搭档身体不那么灵活，用你的膝盖撑住搭档的膝盖。在大腿外侧进行单手按压或蝴蝶式按压。按压 ST31。

21．侧腿按压

将搭档的右腿向内侧转动，朝左腿倾斜。用手掌在大腿外露区域按压数次。用力按压，双手分别到达髋关节和膝盖处时结束。按压时保持至少十秒钟。

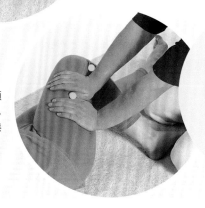

功效

放松髋关节。促进外侧生线 / 胆经内的能量流动，缓解腰痛和腿痛。按揉 GB31 和 GB34。

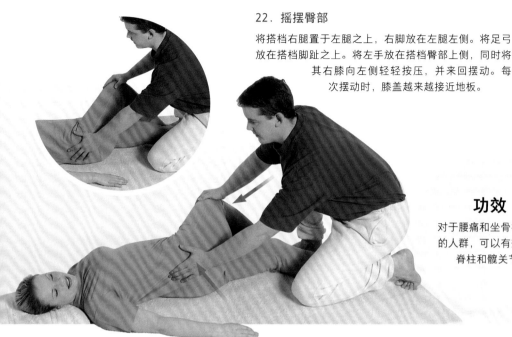

22．摇摆臀部

将搭档右腿置于左腿之上，右脚放在左腿左侧。将足弓放在搭档脚趾之上。将左手放在搭档臀部上侧，同时将其右膝向左侧轻轻按压，并来回摆动。每次摆动时，膝盖越来越接近地板。

功效

对于腰痛和坐骨神经痛的人群，可以有效拉伸脊柱和髋关节。

注意

向下按压搭档肩膀时必须谨慎，时刻观察搭档的反应。

23．肩－对侧膝脊柱扭转

结束上一手法时，将搭档右膝推至最大极限位置，同时左手放在搭档右肩前部用力按压。保持至少十秒钟。

功效

缓解腰椎和臀部疼痛。
提高脊柱灵活性。

拉伸 & 按压的肌肉

19．拔河式
拉伸的肌肉：胫骨前肌、股四头肌
按压的肌肉：腘绳肌、股薄肌

20．屈腿按压
拉伸的肌肉：股四头肌、缝匠肌
按压的肌肉：股外侧肌、骨内侧肌、股直肌

21．侧腿按压
按压的肌肉：股外侧肌、股二头肌、阔筋膜张肌

22．摇摆臀部
拉伸的肌肉：腰方肌、梨状肌
按压的肌肉：股外侧肌、股二头肌、阔筋膜张肌

23．肩－对侧膝脊柱扭转
拉伸的肌肉：腰方肌、梨状肌
按压的肌肉：股外侧肌、股直肌、股二头肌

24. 双腿交叉水平拉伸

移动到搭档另一侧，将搭档右腿在左腿上方伸展，握住搭档右侧脚踝，以右侧臀部为支点向下按压。按压 GB29、GB30 和 BL54。用膝盖将搭档右腿向头部方向推动。保持左腿伸直，在搭档舒适范围内进行拉伸。

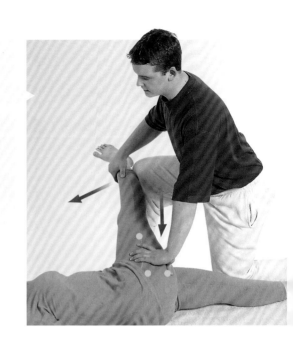

功效

改善髋部灵活性，缓解臀部和腘绳肌紧张。缓解腰痛和坐骨神经痛。

25. 劈叉式按压

在舒适范围内，将搭档双腿尽力分开，用两脚将其固定。用手掌和拇指按压搭档大腿和小腿内侧的生线 / 脾经、肾经和肝经。按揉 SP6 和 SP9。

功效

缓解腹股沟疼痛，促进大腿内收肌损伤的修复。有助于淋巴向小腿方向流动。

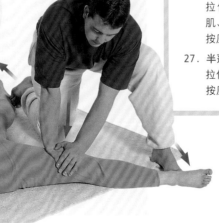

拉伸 & 按压的肌肉

24. 双腿交叉水平拉伸
拉伸的肌肉：腓肠肌、股二头肌、梨状肌、臀大肌、比目鱼肌
按压的肌肉：臀大肌

25. 劈叉式按压
拉伸的肌肉：内收肌、股薄肌、腓肠肌、腘绳肌
按压的肌肉：所有拉伸的肌肉

26. 劈叉式摇腿
拉伸的肌肉：内收肌、股薄肌、腓肠肌、腘绳肌
按压的肌肉：所有拉伸的肌肉

27. 半莲花式按压
拉伸的肌肉：内收肌、股薄肌
按压的肌肉：内收肌、股薄肌

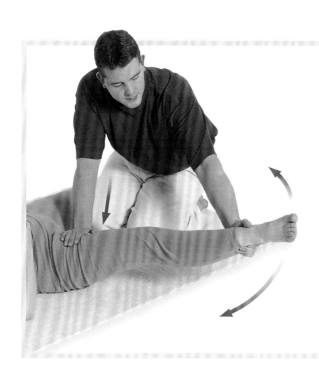

功效

缓解大腿内收肌和
腹股沟部的疼痛。
改善髋关节灵活性。

26．劈叉式摇腿

右手按住搭档大腿根部，左手抓
住其脚部。在舒适范围内，将搭
档腿部尽力向外摇动。然后，来
回摇摆数次。

27．半莲花式按压

按摩方法一

将搭档右侧脚踝置于左侧膝盖之上，呈半莲花形状。
如果搭档身体僵硬，你需要用膝盖固定搭档小腿部位。
右手放在搭档左侧大腿上，另一只手沿搭档右侧大腿
内部生线／经络进行按压，使其上下摆动。

按摩方法二

使用拇指行走法重复操作。
按揉 SP6 和 SP9。

功效

改善踝关节、膝关
节和髋关节灵活性。
拉伸内收肌，
促进能量流动。

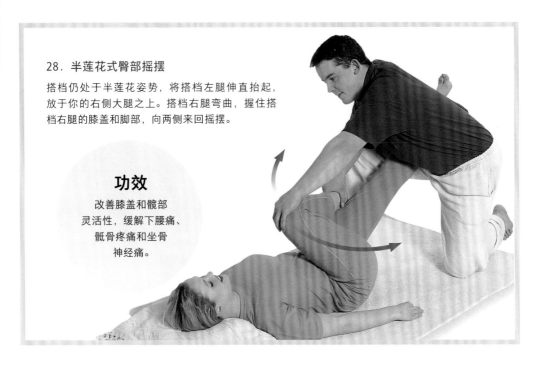

28. 半莲花式臀部摇摆

搭档仍处于半莲花姿势，将搭档左腿伸直抬起，放于你的右侧大腿之上。搭档右腿弯曲，握住搭档右腿的膝盖和脚部，向两侧来回摇摆。

功效

改善膝盖和髋部灵活性，缓解下腰痛、骶骨疼痛和坐骨神经痛。

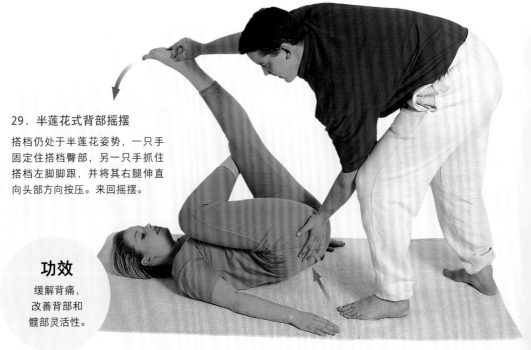

29. 半莲花式背部摇摆

搭档仍处于半莲花姿势，一只手固定住搭档臀部，另一只手抓住搭档左脚脚跟，并将其右腿伸直向头部方向按压。来回摇摆。

功效

缓解背痛，改善背部和髋部灵活性。

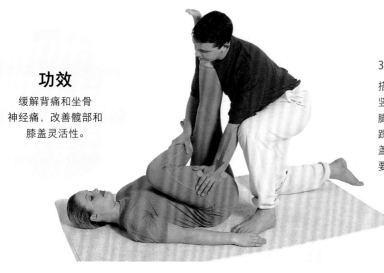

功效

缓解背痛和坐骨
神经痛，改善髋部和
膝盖灵活性。

30．垂直半莲花式大腿按压

搭档保持半莲花姿势，将其左腿
竖直抬起，并用肩膀撑住其左脚
脚踝。另一只手抓住搭档右脚脚
踝，在外侧大腿上自 BL36 至膝
盖进行手掌按压，每次按压时都
要保持手臂伸直，摇动向前。

拉伸 & 按压的肌肉

28．半莲花式臀部摇摆
　　拉伸的肌肉：腘绳肌（直膝腿）、臀
　　大肌（屈膝腿）

29．半莲花式背部摇摆
　　拉伸的肌肉：腘绳肌（直膝腿）、内
　　收肌、股薄肌（屈膝腿）

30．垂直半莲花式大腿按压
　　拉伸的肌肉：臀大肌（屈膝腿）、比
　　目鱼肌、腓肠肌、腘绳肌（直膝腿）

31．螺丝起子式
　　拉伸的肌肉：内收肌、骨内侧肌、
　　股薄肌（屈膝腿）、腓肠肌、比目鱼
　　肌、腘绳肌（直膝腿）

31．螺丝起子式

搭档保持半莲花姿势，将搭档
左腿竖直固定。左腿向前，脚
趾置于搭档腋窝下。膝盖稍微
弯曲，固定住搭档右腿。右腿
抵住搭档左腿外侧，将其固
定。缓慢伸直左腿，对搭档的
右腿施以向后的压力，从而使
搭档的髋部和腰部扭转。用右
手肘部对搭档左脚脚跟及脚掌
进行按揉。肘部按揉 K1。

注意

注意不要扭转过度。
如果搭档身体较为僵硬，
右腿稍向后侧移动，在搭档舒适
范围内，将其左腿抬高到最大位
置即可，同时，另一只腿不要
扭转搭档的髋部。不要在
老年人身上使用
此手法。

功效

提高髋部和
腰部灵活性。

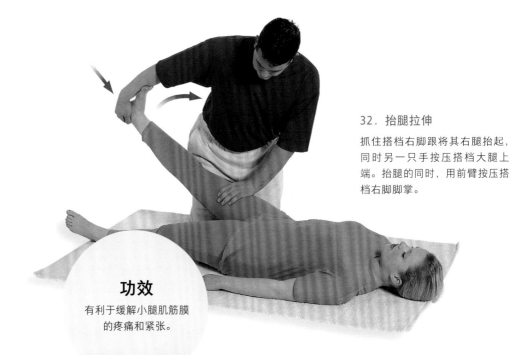

32．抬腿拉伸

抓住搭档右脚跟将其右腿抬起，同时另一只手按压搭档大腿上端。抬腿的同时，用前臂按压搭档右脚脚掌。

功效

有利于缓解小腿肌筋膜的疼痛和紧张。

33．垂直腿部拉伸

在搭档舒适范围内，将其右腿尽量抬高到垂直位置，并用肩部固定。右手放在搭档膝盖上，保持其右腿伸直。将膝盖轻轻抵在搭档左侧大腿的 ST31 上，向下按压以固定左腿。将搭档右腿轻轻向前推动数次，推动的同时逐渐增加拉伸幅度。

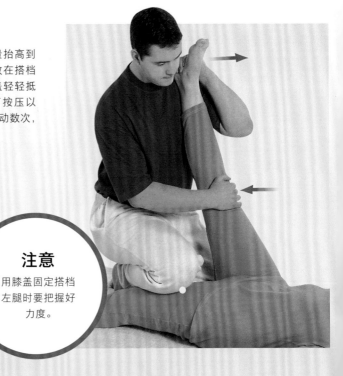

功效

缓解运动损伤引起的小腿和腘绳肌紧张或痉挛，缓解坐骨神经痛和背痛。

注意

用膝盖固定搭档左腿时要把握好力度。

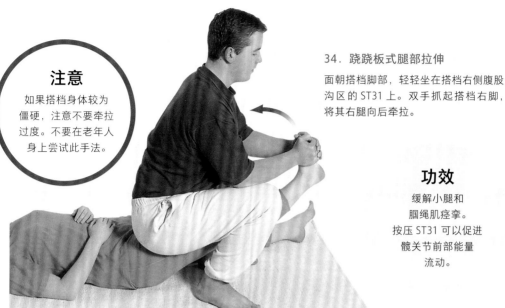

注意

如果搭档身体较为僵硬，注意不要牵拉过度。不要在老年人身上尝试此手法。

34. 跷跷板式腿部拉伸

面朝搭档脚部，轻轻坐在搭档右侧腹股沟区的 ST31 上。双手抓起搭档右脚，将其右腿向后牵拉。

功效

缓解小腿和
腘绳肌痉挛。
按压 ST31 可以促进
髋关节前部能量
流动。

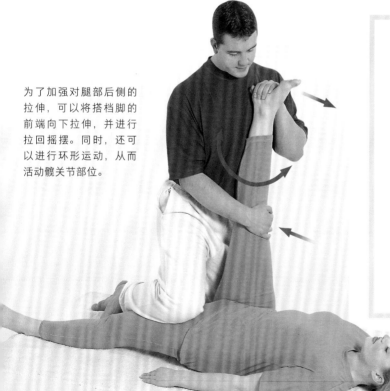

为了加强对腿部后侧的拉伸，可以将搭档脚的前端向下拉伸，并进行拉回摇摆。同时，还可以进行环形运动，从而活动髋关节部位。

拉伸 & 按压的肌肉

32. 抬腿拉伸
   拉伸的肌肉：腘绳肌、腓骨长肌、腓肠肌、比目鱼肌

33. 垂直腿部拉伸
   拉伸的肌肉：腘绳肌、腓肠肌、比目鱼肌、腓骨长肌（脚部向下按）

34. 跷跷板式腿部拉伸
   拉伸的肌肉：腓肠肌、腘绳肌
   按压的肌肉：股四头肌

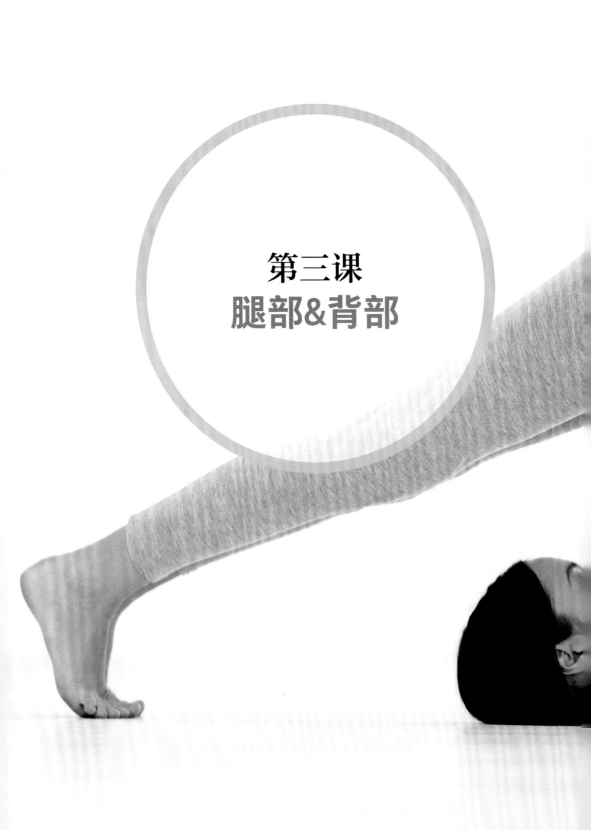

第三课
腿部&背部

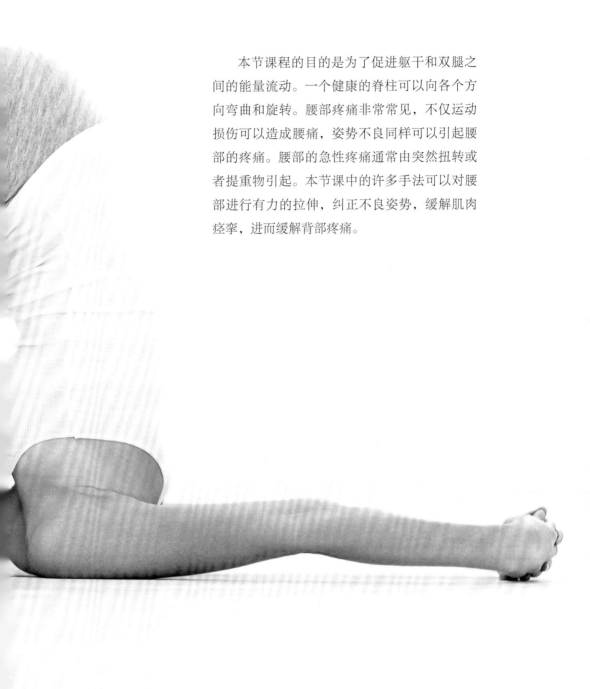

　　本节课程的目的是为了促进躯干和双腿之间的能量流动。一个健康的脊柱可以向各个方向弯曲和旋转。腰部疼痛非常常见，不仅运动损伤可以造成腰痛，姿势不良同样可以引起腰部的疼痛。腰部的急性疼痛通常由突然扭转或者提重物引起。本节课中的许多手法可以对腰部进行有力的拉伸，纠正不良姿势，缓解肌肉痉挛，进而缓解背部疼痛。

拉伸 & 按压的肌肉

1. 按压脚部 & 腿部内侧
   拉伸的肌肉：内收肌
2. 腿部血液阻断
   拉伸的肌肉：内收肌
3. 拉弓式脊柱扭转
   拉伸的肌肉：腰方肌、大菱形肌和小菱形肌、肩胛提肌、斜方肌、骶棘肌、髂肌、腰大肌
4. 旋转臀部
   拉伸的肌肉：臀大肌、股四头肌（轻度拉伸）、腰方肌

1. 按压脚部 & 腿部内侧

重复第 2 课中的第一个手法（参见第 60 页）。重新从脚部开始进行接触，可以促进身体和思维的整体感与健康感。内侧生线从脚部和腿部开始，按压腿部内侧可以促进双腿和躯干之间的能量流动。

2. 腿部血流阻断

搭档仰卧放松，双腿稍微分开。双膝跪下，用手掌沿大腿向上按压，到腹股沟处停止。按压腿部的三条内侧生线 / 经络，调整手部位置，使手掌跟部可以感受到股动脉的搏动。

现在，双腿伸直将身体抬起，或者使臀部呈弓形。使身体重量集中到手掌，从而增加对搭档股动脉的按压，以阻止股动脉内的血液流动。保持 30 至 50 秒。

功效

当流至腿部的血液被阻断时，整个循环系统，包括淋巴循环，都遭到了减弱或完全阻断。随着循环的恢复，血液迅速流至腿部，同时，一股暖流可迅速延伸至脚部。进行此操作后，双腿会感到非常轻松。

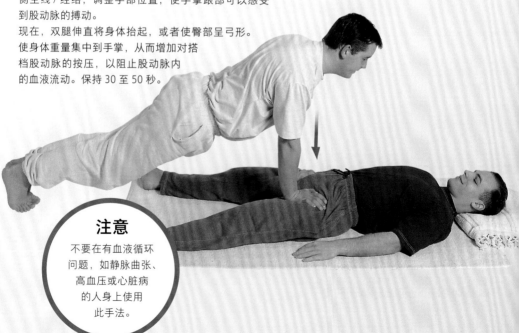

注意

不要在有血液循环问题，如静脉曲张、高血压或心脏病的人身上使用此手法。

3．拉弓式脊柱扭转

搭档左膝屈曲，将右脚跟置于搭档膝盖后方，双手抓住搭档左侧前臂，并向你所在的方向牵拉（参见下图），同时，保持搭档的左腿紧贴垫子。现在，身体前倾，双手抓住搭档左肩（参见右侧插图），轻轻向你所在的方向牵拉。双手沿搭档左肩及背部左侧缓慢而有节奏地交替进行牵拉。

功效

缓解腰痛，
改善脊柱灵活性，
矫正脊柱姿势。

注意

不可在做过腰部
手术的人身上使用
此手法。

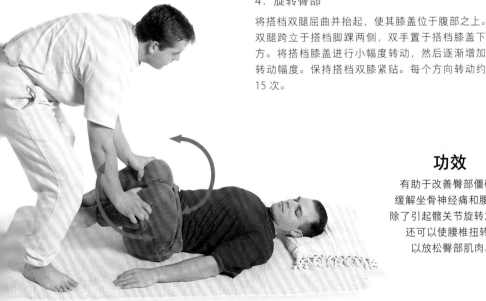

4．旋转臀部

将搭档双腿屈曲并抬起，使其膝盖位于腹部之上。双腿跨立于搭档脚跟两侧，双手置于搭档膝盖下方。将搭档膝盖进行小幅度转动，然后逐渐增加转动幅度。保持搭档双膝紧贴。每个方向转动约15次。

功效

有助于改善臀部僵硬，
缓解坐骨神经痛和腰痛。
除了引起髋关节旋转之外，
还可以使腰椎扭转，
以放松臀部肌肉。

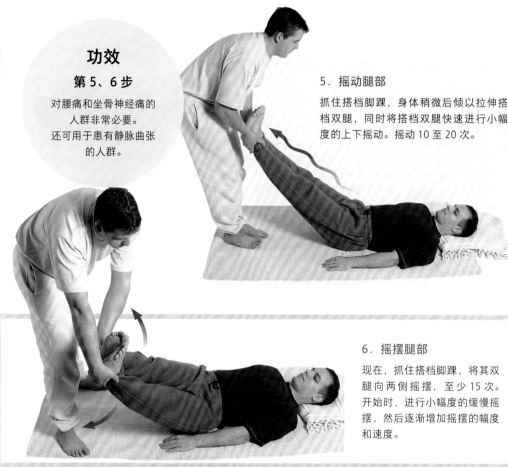

功效

第 5、6 步

对腰痛和坐骨神经痛的
人群非常必要。
还可用于患有静脉曲张
的人群。

5．摇动腿部

抓住搭档脚踝，身体稍微后倾以拉伸搭
档双腿，同时将搭档双腿快速进行小幅
度的上下摇动。摇动 10 至 20 次。

6．摇摆腿部

现在，抓住搭档脚踝，将其双
腿向两侧摇摆，至少 15 次。
开始时，进行小幅度的缓慢摇
摆，然后逐渐增加摇摆的幅度
和速度。

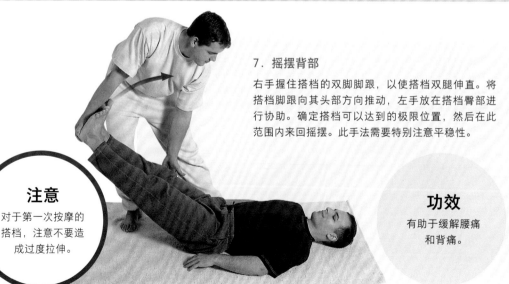

7．摇摆背部

右手握住搭档的双脚脚跟，以使搭档双腿伸直。将
搭档脚跟向其头部方向推动，左手放在搭档臀部进
行协助。确定搭档可以达到的极限位置，然后在此
范围内来回摇摆。此手法需要特别注意平稳性。

注意

对于第一次按摩的
搭档，注意不要造
成过度拉伸。

功效

有助于缓解腰痛
和背痛。

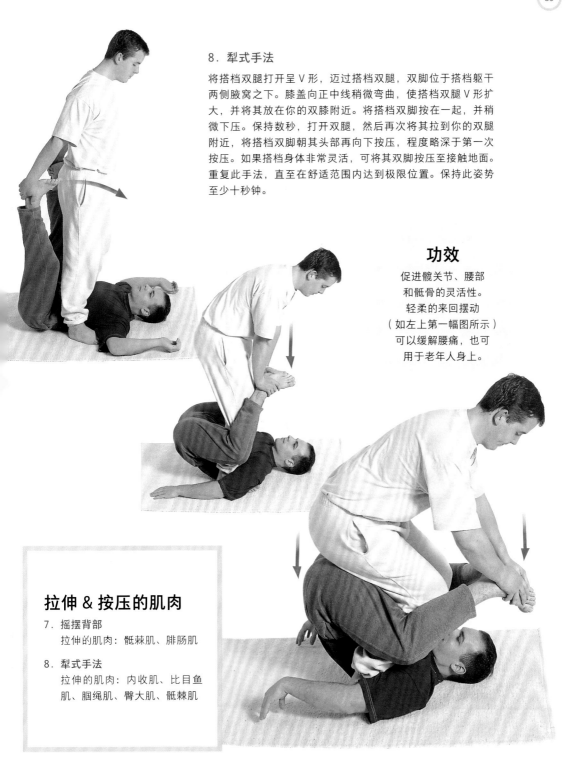

8．犁式手法

将搭档双腿打开呈 V 形，迈过搭档双腿，双脚位于搭档躯干两侧腋窝之下。膝盖向正中线稍微弯曲，使搭档双腿 V 形扩大，并将其放在你的双膝附近。将搭档双脚按在一起，并稍微下压。保持数秒，打开双腿，然后再次将其拉到你的双腿附近，将搭档双脚朝其头部再向下按压，程度略深于第一次按压。如果搭档身体非常灵活，可将其双脚按压至接触地面。重复此手法，直至在舒适范围内达到极限位置。保持此姿势至少十秒钟。

功效

促进髋关节、腰部和骶骨的灵活性。轻柔的来回摆动（如左上第一幅图所示）可以缓解腰痛，也可用于老年人身上。

拉伸 & 按压的肌肉

7. 摇摆背部
　　拉伸的肌肉：骶棘肌、腓肠肌

8. 犁式手法
　　拉伸的肌肉：内收肌、比目鱼肌、腘绳肌、臀大肌、骶棘肌

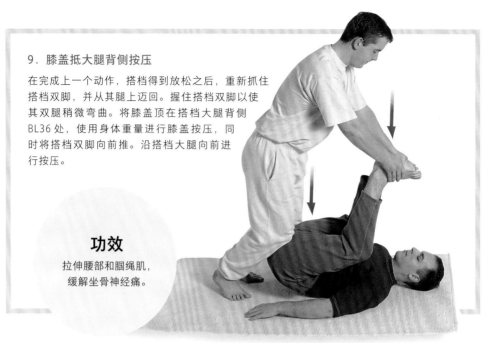

9. 膝盖抵大腿背侧按压

在完成上一个动作，搭档得到放松之后，重新抓住搭档双脚，并从其腿上迈回。握住搭档双脚以使其双腿稍微弯曲。将膝盖顶在搭档大腿背侧BL36处，使用身体重量进行膝盖按压，同时将搭档双脚向前推。沿搭档大腿向前进行按压。

功效

拉伸腰部和腘绳肌，缓解坐骨神经痛。

拉伸 & 按压的肌肉

9. **膝盖抵大腿背侧按压**
    拉伸的肌肉：骶棘肌、臀大肌
    按压的肌肉：腘绳肌、臀大肌
    （下部）

10. **膝盖抵臀按压**
    拉伸的肌肉：骶棘肌、臀大肌
    按压的肌肉：臀大肌

11. **小腿抵大腿按压**
    拉伸的肌肉：臀大肌
    按压的肌肉：腘绳肌

12. **半桥式**
    拉伸的肌肉：股四头肌、腹直肌、骶棘肌

10. 膝盖抵臀按压

将搭档臀部抬离垫子，并用双手固定，双膝抵住搭档臀部进行环形运动，在BL54处进行深度按压。

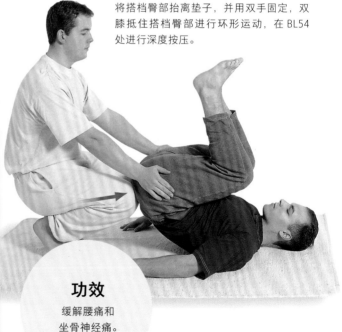

功效

缓解腰痛和坐骨神经痛。

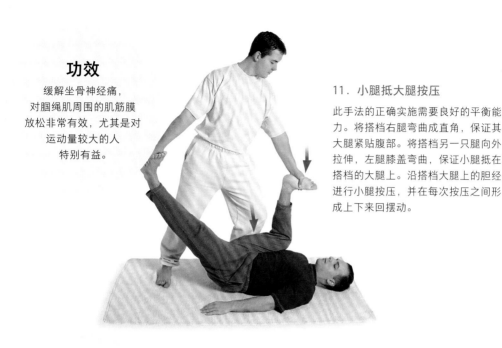

功效

缓解坐骨神经痛，
对腘绳肌周围的肌筋膜
放松非常有效，尤其是对
运动量较大的人
特别有益。

11. 小腿抵大腿按压

此手法的正确实施需要良好的平衡能
力。将搭档右腿弯曲成直角，保证其
大腿紧贴腹部。将搭档另一只腿向外
拉伸，左腿膝盖弯曲，保证小腿抵在
搭档的大腿上。沿搭档大腿上的胆经
进行小腿按压，并在每次按压之间形
成上下来回摆动。

功效

促进头颈部的血液
流动，使搭档感到
灵活、振奋。
缓解腰痛。

12. 半桥式

搭档双腿弯曲，将其膝盖朝腹部
按压。双脚稍微分开，双膝弯
曲，并将搭档双脚脚弓放于你的
膝盖上。

双手十指交叉，抱住搭档的膝
盖。利用全身重量后仰，双腿弯
曲成直角。使搭档臀部抬离坐
垫，直至最高位置（参见下图），
只有头、肩和双臂仍位于垫子
上。保持至少十五秒钟，对搭档
背部进行深度拉伸。

注意

不可在患有心脏疾
病和高血压的人身
上使用此手法。

13. 亲密式背部拉伸

双膝跪下，将搭档双腿向前推，直到其臀部离开垫子，将膝盖和大腿置于搭档臀部下方。然后，双手于搭档膝盖上方环抱其双腿，身体后倾，将搭档双腿后拉，以对搭档背部进行深度拉伸。与半桥式相比，这种背部拉伸相对安全、轻柔。

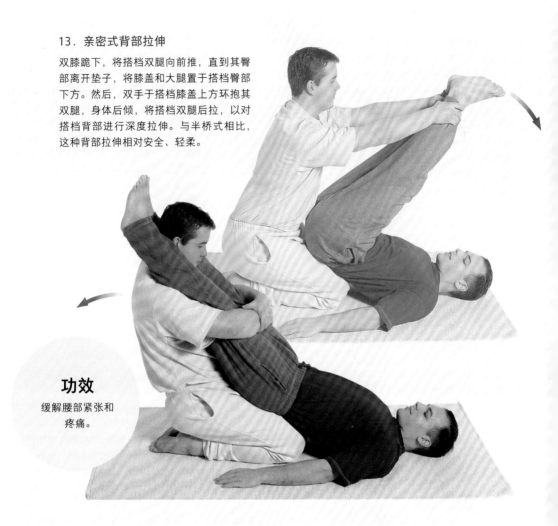

功效
缓解腰部紧张和
疼痛。

拉伸和按压的肌肉

13. 亲密式背部拉伸
拉伸的肌肉：骶棘肌（腰部）、腘绳肌

14. 直膝抬头
拉伸的肌肉：大圆肌、小圆肌、肱二头肌、背阔肌、斜方肌、菱形肌、骶棘肌、腘绳肌

15. 交叉屈膝抬头
拉伸的肌肉：大圆肌、小圆肌、菱形肌、肱二头肌、斜方肌、骶棘肌、臀大肌、背阔肌

14．直膝抬头

将搭档双腿与你双腿前部紧贴，身体前
倾，抓住搭档两手手腕。利用身体重量后
倾，将搭档上身向上拉起。
保持此姿势 10 秒钟，然后，将搭档上身
缓慢放下。重复此操作两次，全程需保持
节奏缓慢、稳定。

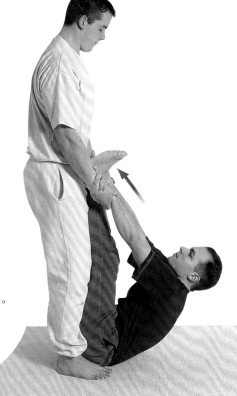

功效

第 14、15 步

改善肩部和髋部灵活性。
使所有被拉伸的肌肉
得到放松。缓解
坐骨神经痛。

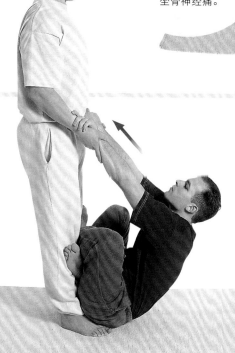

15．交叉屈膝抬头

完成上一动作后，将搭档双膝弯曲，并将其双脚于
脚踝处交叉，调整搭档姿势，以保证其脚踝侧面靠
在你的膝盖下方的小腿前侧。现在 抓住搭档手腕，
像上一手法中一样，将其身体向上拉起。保持至少
十秒钟，然后重复此动作。

注意

双腿伸直时灵活性良好，
并不意味着双腿交叉时也有
良好的灵活性。一些人的
髋部和／或脚踝的侧面可
活动范围较小，但在前／后
方向上，却有较大的
活动范围。

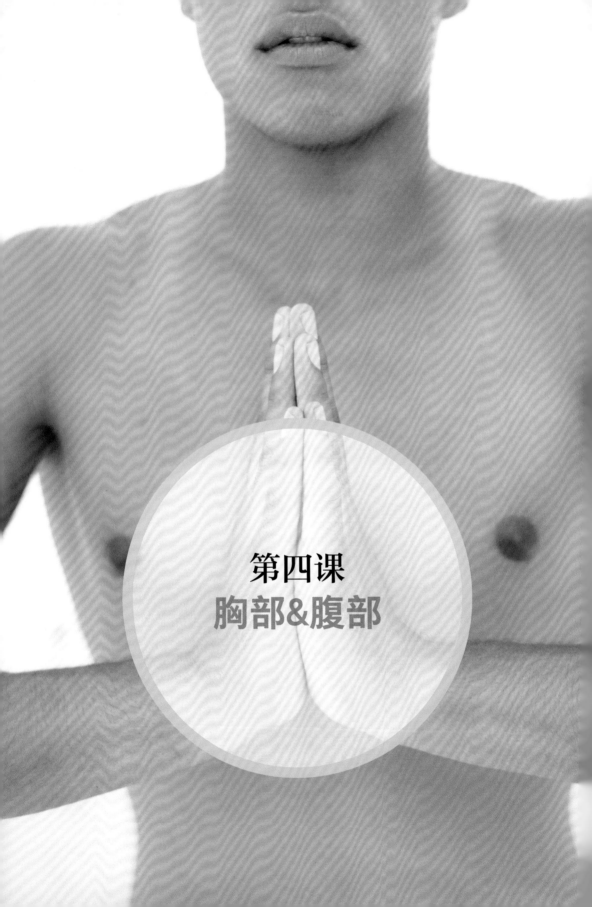

第四课
胸部&腹部

　　第四课中的按摩手法可以促进内部器官的能量流动。在腹部进行深度全面的按压有助于增强免疫系统功能。腹部按摩必须在进食三小时之后才可进行。每个人承受压力的水平不同，因此，确定个体所能承受的适当的按压水平是非常困难的。在西方文化中，人们并不太习惯在腹部进行深度按压。泰式按摩中的腹部按摩力道通常较大。按摩时，需时刻注意搭档的面部表情和肢体反应，每次按摩时，都需要得到搭档是否可以承受此压力的口头明确。

腹部的生线 / 经络

在腹部共有九个按压区域，中心为肚脐。腹部按摩从右下腹部开始，通常沿顺时针方向进行。

腹部按摩共有两种手法。第一种，沿图中的线路进行拇指行走按压。从区域1开始，然后沿边缘进行拇指行走，直到区域9。你也可以按照 1－5－1－5－9－5－9，然后 1－9 的方式进行按压。

图中，经过肚脐的那条垂直线段为中医里的任脉。

第二种手法，用双手掌在右侧沿 1-5 区域进行按压，然后转换到左侧，沿 6-9 区域进行按压。

这是腹部的九个按压点，想要实现内部器官的能量平衡，必须对这九个区域全面进行按压。

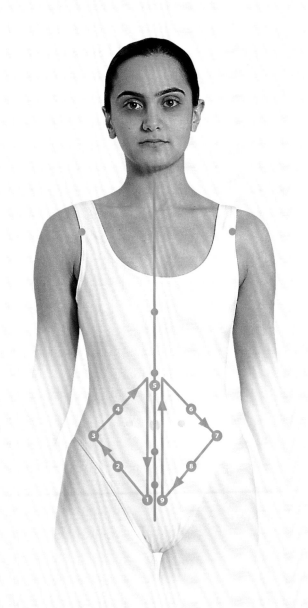

1. 按压胸部、肩部 & 手臂

手臂伸直，用手掌按压搭档的上胸肌区，通过缓慢晃动身体以产生压力。如果搭档为男性，则可以用力按压整个胸肌区。用拇指按揉 LU1 和 REN17。用手掌沿手臂至手部方向按压，然后返回再次按压。再次按压胸肌区，按压 LU1。

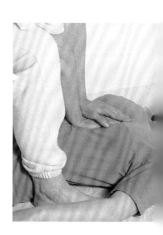

拉伸 & 按压的肌肉

1. 按压胸部、肩部 & 手臂
   按压的肌肉：胸肌、三角肌、肱二头肌、腕伸肌

3. 按压肋骨间隙（肋间肌）
   按压的肌肉：肋间肌

4. 腹部拇指行走
   按压的肌肉：所有腹肌

5. 手掌按压腹部
   按压的肌肉：所有腹肌

6. 脚尖按压腹部
   按压的肌肉：所有腹肌

功效
第 1、2、3 步

增强肺部功能，缓解哮喘或支气管炎症状。在手臂进行手掌按压有利于整个身体的能量平衡。

2. 按压胸部

保持该姿势，双手如图叠加，放于搭档胸部正中线上，沿其胸骨向下按压胸部。按压的同时进行来回推动，以产生摇摆效果，如果搭档为女性，按压区域只能在此处。

3. 按压肋骨间隙（肋间肌）

按摩方法一
双手拇指分别置于搭档胸骨两侧，锁骨下方。沿肋间缝隙向外进行拇指按压，并向下移动。用拇指按压 LU1 和 REN17。如果搭档为女性，仅在中间部位按压肋间缝隙。

按摩方法二
用双手中间的三个手指在肋骨间进行按揉，同时进行小幅度的环形运动。然后，向下移动，同样注意上述注意事项。

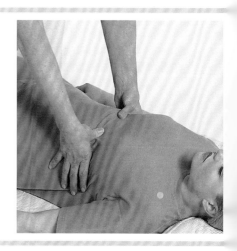

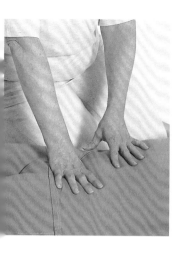

4. 腹部拇指行走

跪在搭档右侧，从区域 1 中腹股沟右侧开始进行拇指行走。拇指行走要缓慢而有节奏，深度按压而不至引起疼痛，沿右侧向上，按照从区域 1 至区域 9 的方向，穿过腹部到达肋线下方，然后自左侧向下到达耻骨部位。

重复此循环数次，然后沿中线向下按压几次。你也可以按照第 99 页中的两个三角形沿顺时针方向进行拇指按压。按揉 ST25、REN12、REN6 和 REN4。

功效

改善消化功能，激活内部能量。

5. 手掌按压腹部

想象你的搭档腹部被分为九个区域，中间为肚脐。从区域 1 开始。当搭档呼气时，手掌朝向肚脐方向，用双手手掌跟部进行按压，并逐渐谨慎地增加压力。保持最多两分钟。在你放松时让搭档用力呼吸。在 2 至 5 区域重复此手法。移动到左侧，然后在 6 至 9 区域重复此手法。

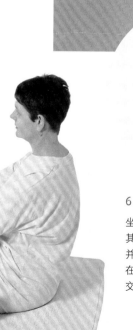

功效

第 5、6 步

定期使用手法 5 和 6 进行按摩可以改善消化功能，缓解腹部胀气和便秘。

6. 脚尖按压腹部

坐在搭档两腿中间，抓住其双手，将双脚跖球小心并排放于搭档腹部上方。在整个腹部区域，小心地交替进行按压。

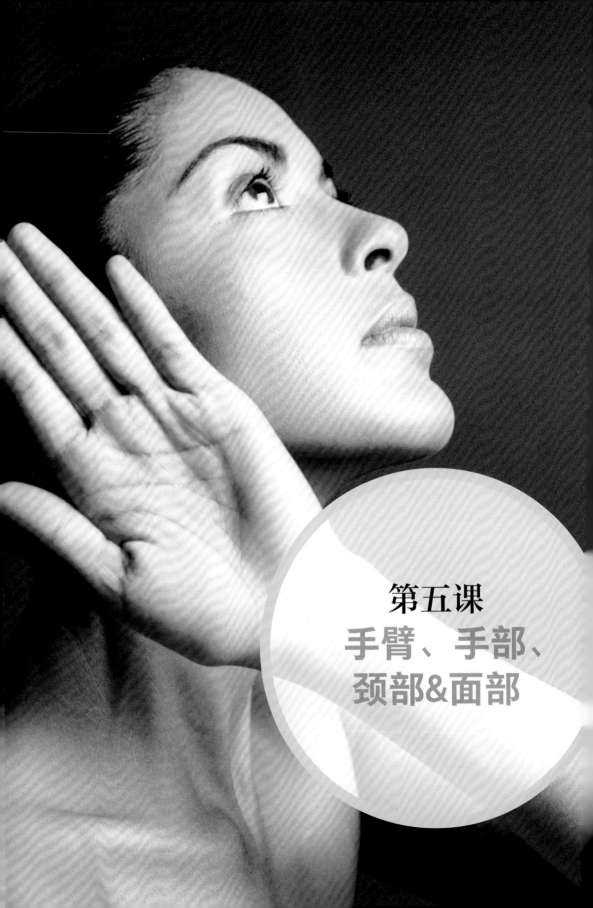

第五课
手臂、手部、
颈部&面部

　　手臂为内部器官系统输送至关重要的能量，需对其进行全面的按摩以保证能量流动顺畅。肩部的紧张容易引起颈部疼痛和头痛。拉伸肩部和颈部可以缓解紧张，而按压头部则可以活跃思维，平复心情。

手臂上的生线 / 经络

内侧生线 / 阴经

生线 1/ 中医肺经　起于拇指侧面，沿前臂到达锁骨外端下侧（LU1）。

生线 2/ 中医心包经　起于中指，经过 P7，然后经过肘部和腋窝，到达胸部外侧。

生线 3/ 中医心经　起于小指，经过肘部内侧 HT3，到达腋窝。

内侧生线 / 阴经

❶ 中医肺经
❷ 中医心包经
❸ 中医心经

中医中手臂的三条阴经起于胸部，止于手指。与泰国医学中的三条手臂内侧生线相对应。

外侧生线 / 阳经

生线 1/ 中医大肠经　起于食指，经过手腕和外侧肘部（LI11），向上到达肩部前侧（LI15）。

生线 2/ 中医三焦经　起于无名指，经过桡骨和尺骨中间至 SJ10，向上到达手臂背侧。

生线 3/ 中医小肠经　起于小指，沿手臂背侧向上，到达腋窝（SI9）。

外侧生线 / 阳经

❶ 中医大肠经
❷ 中医三焦经
❸ 中医小肠经

中医中手臂的阳经起于手部，止于头部。与泰国医学中的三条手臂外侧生线相对应。

1. 按压手臂内侧

按摩方法一：手掌按压

使搭档手臂同身体呈直角，手掌朝上。沿内侧生线／经络（参见左图）上下按压，保持手臂伸直。身体前倾，利用身体重量，缓慢深度按压。重复数次。

拉伸 & 按压的肌肉

1. **按压手臂内侧**
   按压的肌肉：肱二头肌、腕屈肌

2. **按压手臂外侧**
   按压的肌肉：三角肌、腕伸肌

3. **脚踩腋窝拉伸**
   按压的肌肉：三角肌、菱形肌、斜方肌、冈下肌、冈上肌

4. **三角式拉伸手臂**
   拉伸的肌肉：肱三头肌、背阔肌、胸大肌、腕屈肌
   按压的肌肉：肱三头肌

按摩方法二：拇指按压

使用拇指行走法，缓慢按压三条生线／心经、心包经和肺经（参见插图）。按揉 HT7、HT3、P7、P6、LU9 和 LU1。

2. 按压手臂外侧

按摩方法一

将搭档手臂放于其胸前，手臂掌侧朝下。以使外侧生线／大肠经、三焦经和小肠经外露。用同按压手臂内侧相同的手法，用手掌和拇指按压三条生线。

按摩方法二

将搭档手臂掌侧朝下放于垫子上。跪在搭档手臂手掌后侧，用手掌和拇指按压外部的能量通道。按揉 LI11 和 LI15。

功效

平衡身体能量。缓解腕部、肘部及上臂的疼痛和僵硬。

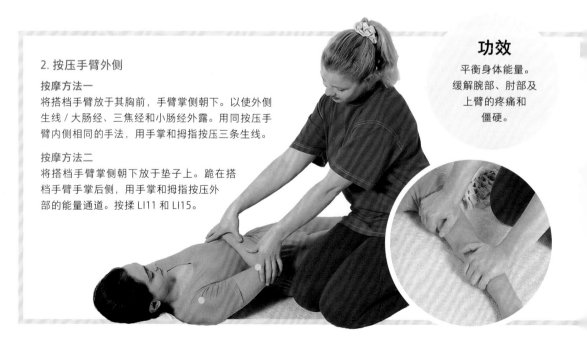

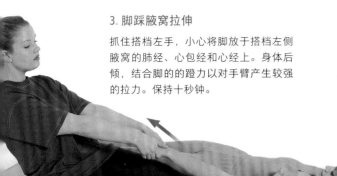

3. 脚踩腋窝拉伸

抓住搭档左手，小心将脚放于搭档左侧腋窝的肺经、心包经和心经上。身体后倾，结合脚的的蹬力以对手臂产生较强的拉力。保持十秒钟。

功效

增强心肺功能，拉伸手臂。

注意

保证将脚弓放在搭档的腋窝上，以避免对淋巴结产生压力。

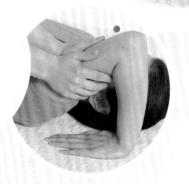

功效

放松肱三头肌肌筋膜。改善肩部、肘部和腕部的灵活性。

5. 按压手掌前部肌腱

从腕部开始，沿五条肌腱进行拇指按揉。按揉 LI4。

4. 三角式拉伸手臂

将搭档左侧手掌置于垫子上，手指朝向肩部（参见插图）。自肘部向腋窝用手掌按压三焦经。按揉 SJ10。

现在，将左手放在搭档大腿上部，右手放在搭档肘部（参见下图）。两手向相反的方向施加压力，以对手臂和大腿之间的躯干进行拉伸。

功效

增强手臂力量，缓解关节炎症状。

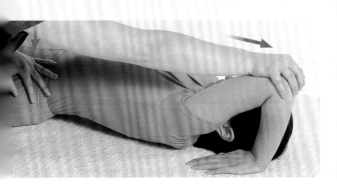

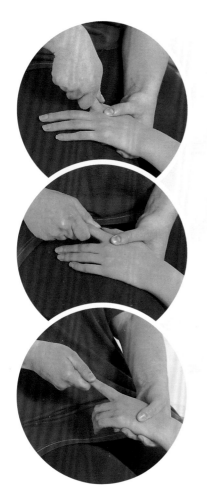

6. 旋转、按压、拉伸手指

按摩方法一
依次握住五根手指指尖，将手指向各方向旋转多次。

按摩方法二
现在，使用拇指和食指沿搭档手指上下揉捏。首先，揉捏每根手指的上下两面，然后揉捏侧面。

按摩方法三
依次牵拉搭档的每根手指，并使用滑动的动作进行有力拉伸。发出声响为正常现象，并不会造成损伤。依次揉捏搭档各指尖。

功效
缓解腕管疼痛。
按压手腕穴位可增强内部器官功能，预防骨关节炎。

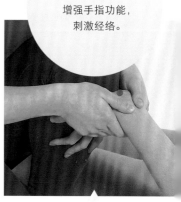

功效
增强手指功能，刺激经络。

7. 膝盖抵手按压

用搭档左手手掌抵住你的膝盖，将其手指用力向后屈曲。用拇指按压搭档手掌跟部和手腕，按揉 P6、P7、LU9、LU10 和 HT7。

8. 手指交叉按压

搭档手掌朝上，按照以下方式将你的手指同搭档手指交叉：

· 左手无名指放在搭档小指和无名指之间。
· 将你的左手小指放在搭档中指和无名指中间。
· 右手小指放在搭档中指和食指之间。
· 右手中指和无名指放在搭档食指和拇指之间。
手指位于搭档手掌背侧下方，拇指按压腕部和手掌内侧。拇指向外滑动，向下牵拉搭档手掌，使其呈弓形拉伸。在可及区域内深度按压。按揉 P8 和 LU10。

功效
拉伸手掌，舒缓纤维化组织。按揉 P8 和 LU10 分别可以放松和缓解拇指疼痛。

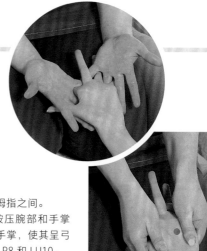

拉伸&按压的肌肉

7. 膝盖抵手按压
   拉伸的肌肉：手屈肌

8. 手指交叉按压
   拉伸的肌肉：手屈肌

9. 旋转腕部
   拉伸的肌肉：腕屈肌、腕
   伸肌、手屈肌、手伸肌

10. 拉伸手臂
    拉伸的肌肉：斜方肌、
    三角肌、冈下肌、菱形
    肌、肱二头肌、胸大肌

9. 旋转腕部

一只手握住搭档腕部
附近，另一只手同搭
档十指交叉，用力旋
转搭档腕部，然后，
再反方向进行旋转。

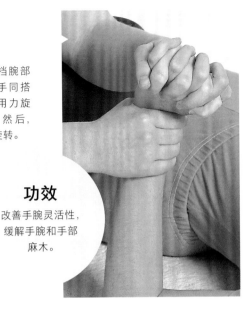

功效

改善手腕灵活性，
缓解手腕和手部
麻木。

10. 拉伸手臂

按摩方法一：手臂垂直
站在搭档肩部后方，握住搭档两
手，然后，将搭档手臂上下拉动，
使两侧肩膀轮流抬起。

功效

缓解肩部肌肉紧张，
增强肩部灵活性。
刺激手臂的六条
经络。

按摩方法二：手臂后拉
现在，向后迈一步，将搭档
双手向后拉伸，身体后倾以
利用身体重量产生拉力。

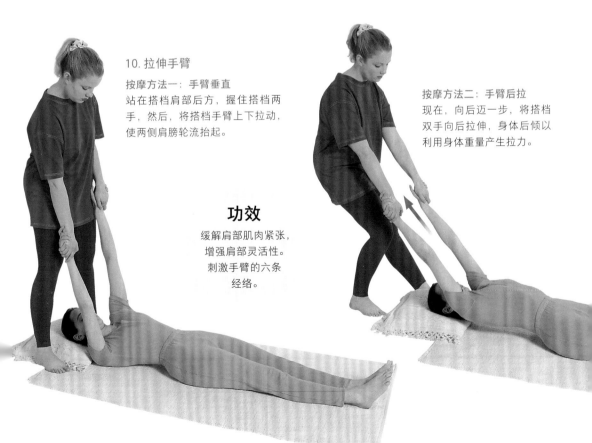

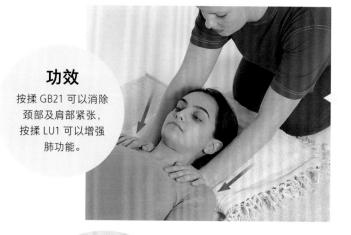

功效

按揉 GB21 可以消除
颈部及肩部紧张，
按揉 LU1 可以增强
肺功能。

11. 按压肩部

跪于搭档头部后方。双手按
压搭档肩部进行肩部肌肉拉
伸。然后，交替进行摇摆动
作。用拇指按揉 GB21。最
后，用拇指沿搭档锁骨和胸
肌上方肌肉进行按压。按揉
LU1。

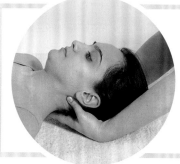

12. 按压颈部

一只手托住搭档颈部背面将其轻轻抬起，另一只手沿胆经、
膀胱经上下进行拇指按压。按揉 GB20 和 BL10。
轻轻将搭档头部偏向一侧，拇指沿胸锁乳突肌进行按压。
交换双手，在另一侧进行按压。

13. 拉伸颈部

双手放在搭档颈部下方，轻轻朝你所在的方向进行牵拉，
以对搭档颈部产生轻微的拉力。重复数次。保证较轻的
拉力，同时用手指按压颅底的软组织。保持一分钟。可
利用搭档头部的重力产生压力。

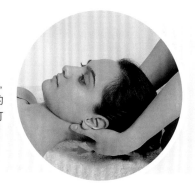

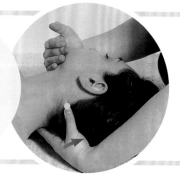

功效

放松颈部肌肉，
缓解头痛，改善
颈部灵活性。

14. 转颈牵拉

右手放在搭档下巴下方，左手放在颅底下方，
双手施以相同的力量。非常轻柔和小心地将搭
档头部向后牵拉。保持至少十秒钟。

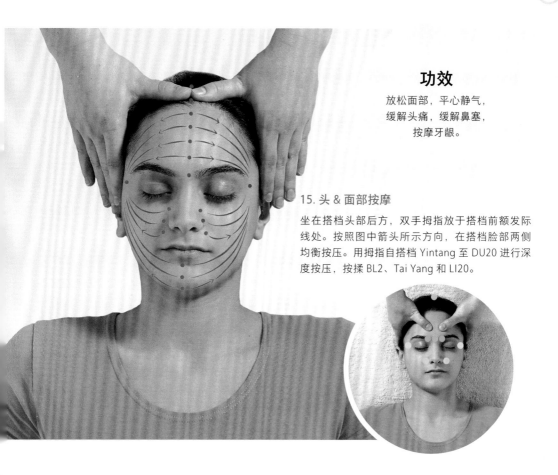

功效

放松面部，平心静气，
缓解头痛，缓解鼻塞，
按摩牙龈。

15. 头 & 面部按摩

坐在搭档头部后方，双手拇指放于搭档前额发际
线处。按照图中箭头所示方向，在搭档脸部两侧
均衡按压。用拇指自搭档 Yintang 至 DU20 进行深
度按压，按揉 BL2、Tai Yang 和 LI20。

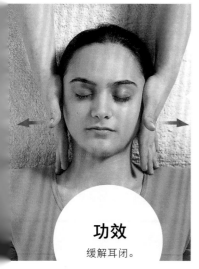

16 按摩双耳

手掌包住搭档双耳以产
生吸力。保持三十秒
钟，然后放松。

功效

缓解耳闭。

拉伸 & 按压的肌肉

11. 按压肩部
    按压的肌肉：斜方肌

12. 按压颈部
    按压的肌肉：胸锁乳突肌、
    肩胛提肌

14. 转颈牵拉
    拉伸的肌肉：胸锁乳突肌、
    斜方肌、骶棘肌、肩胛提肌

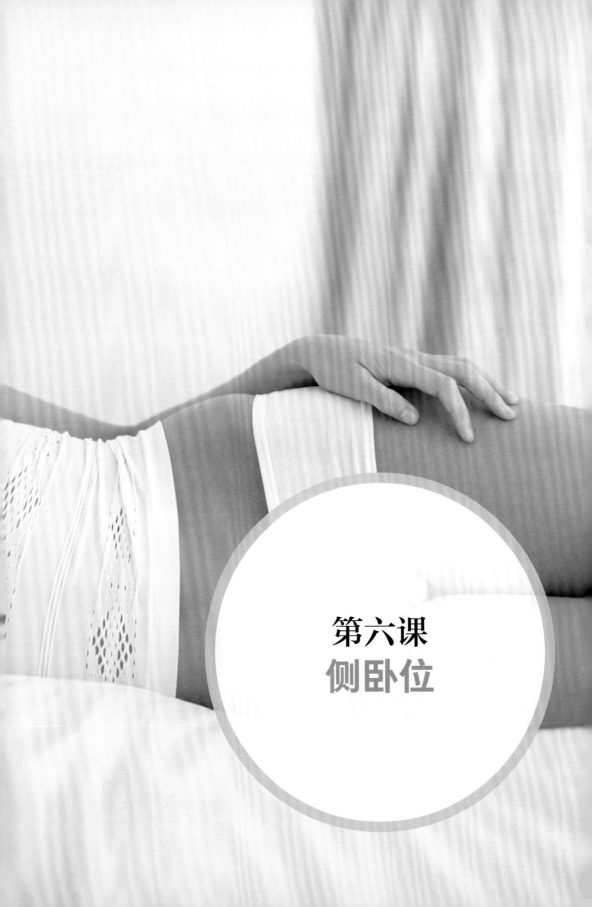

第六课
侧卧位

　　本节课中的手法可以接触到侧卧位时露出的生线 / 经络，并且可以按摩到处于其他体位时所不能有效触及的肌肉。依次按摩身体的每一侧，首先在搭档身体的一侧使用手法 1 ~ 24，然后在另一侧重复这些手法。如果你想只做其中的一些手法，注意要在另一侧重复这些手法。按压和推拿的基本手法参见第 2 章（第 36 ~ 45 页）。

侧卧位生线 / 经络

第二课和第七课（参见第 59、117 页）描述了腿部和背部生线 / 经络的解剖位置。在侧卧位时，屈膝腿上可见生线 2/ 中医胆经，按摩此经络可缓解单侧臀部和腿部疼痛，也可见生线 3/ 中医膀胱经，按摩此经络可影响内部器官，增强背部力量。

直膝腿背侧同样可见生线 3/ 中医膀胱经。

生线在脊柱两侧各有一条，而中医膀胱经各有两条线路。

━━ 生线 2

━━ 生线 3

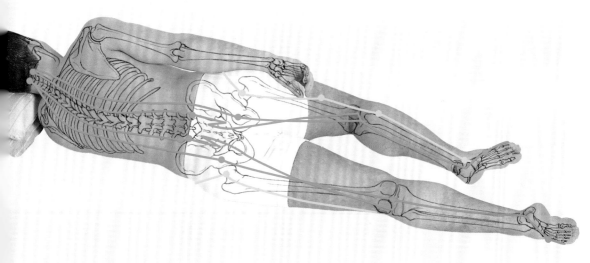

这是侧卧位时可接触到的生线 / 经络。

1. 按压直膝腿背侧

按摩方法一：手掌按压（参见下图）

使搭档右腿同身体成直角。保持手臂伸直，用双手手掌沿直膝腿的内侧生线 / 肾经和脾经和肝经进行按压，可利用身体重量进行深度按压。自膝盖向外进行手掌按压，然后回到膝盖，重复数次。保持缓慢的前后摇摆动作。然后对搭档整条腿进行蝴蝶式手掌按压。

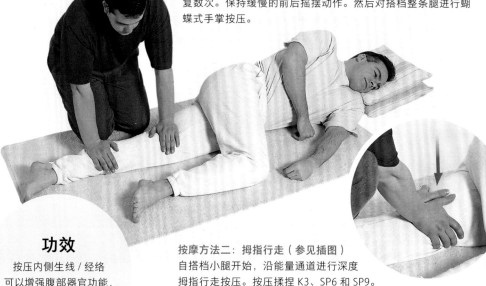

功效

按压内侧生线 / 经络可以增强腹部器官功能，防止腿部水肿。

按摩方法二：拇指行走（参见插图）

自搭档小腿开始，沿能量通道进行深度拇指行走按压。按压揉捏 K3、SP6 和 SP9。

2. 按压屈膝腿

用手掌按压搭档屈膝腿上的外侧生线 2/ 胆经。然后，沿搭档小腿上下进行拇指行走，然后在大腿处重复。按揉 GB31、GB34、GB40 和 ST36。

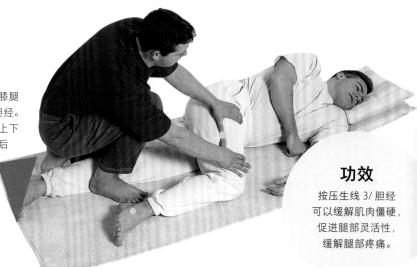

功效

按压生线 3/ 胆经可以缓解肌肉僵硬，促进腿部灵活性，缓解腿部疼痛。

拉伸 & 按压的肌肉

1. 按压直膝腿背侧

   按压的肌肉：比目鱼肌、腓肠肌、腘绳肌、内收肌

2. 按压屈膝腿

   按压的肌肉：臀大肌、股二头肌、阔筋膜张肌、股外侧肌、髂胫束

3. 按压髋关节周围

   按压的肌肉：臀大肌、股二头肌、股直肌、阔筋膜张肌

4. 侧卧位单脚踩葡萄式按压

   按压的肌肉：腘绳肌、臀大肌、内收肌、股薄肌

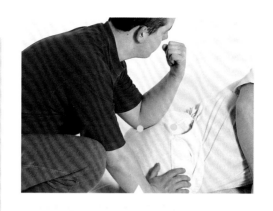

3. 按压髋关节周围

搭档右腿仍然保持屈膝，用拇指和手掌在搭档髋关节周围进行深度按压。最后，用肘部按压 GB30、GB29 和 BL54，逐渐倾斜身体，以利用身体重量产生更大的压力。

功效

有效缓解坐骨神经痛和髋部疼痛。

4. 侧卧位单脚踩葡萄式按压

抓住搭档两侧脚踝，使用右脚沿搭档大腿处的生线 3/ 膀胱经上下进行按压。通过身体后倾和牵拉双腿以产生更大压力。

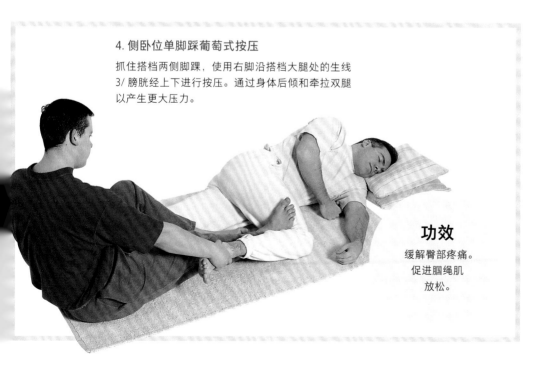

功效

缓解臀部疼痛。促进腘绳肌放松。

5. 侧卧位单脚踩葡萄式按压 & 扭转

在完成上一手法后，将你的右脚放在搭档右腿膝盖后，并将
其右脚交叉放在你的右腿胫骨上。将搭档右脚脚趾放于你的
膝盖后方，右手握住搭档右脚跟。用左脚在搭档右侧大腿上
上下按压。

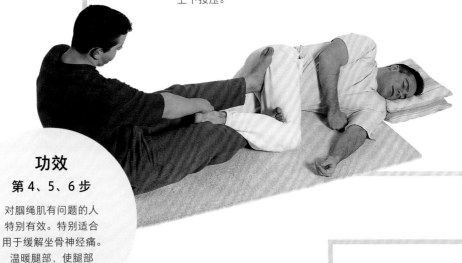

功效
第 4、5、6 步
对腘绳肌有问题的人
特别有效。特别适合
用于缓解坐骨神经痛。
温暖腿部，使腿部
轻快舒适。

6. 侧卧位 Z 字式

按照与仰卧姿势中 Z 字式手法完全相同
的方法进行按摩（参见第 66 页）。

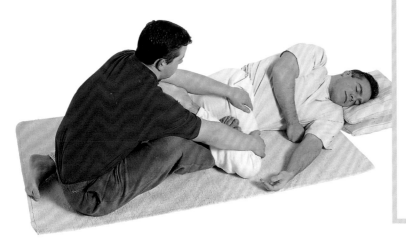

拉伸 & 按压的肌肉

5. 侧卧位单脚踩葡萄式按压 &
   扭转
   按压的肌肉：腘绳肌、臀大
   肌、内收肌、股薄肌

6. 侧卧位 Z 字式
   拉伸的肌肉：股四头肌
   按压的肌肉：腘绳肌、股四
   头肌

7. 扶椅双脚按压大腿 & 小腿
   按压的肌肉：腓肠肌、比目
   鱼肌、腘绳肌

8. 侧卧位按压背部
   按压的肌肉：骶棘肌、背阔
   肌、臀大肌、腰方肌、斜方
   肌、冈下肌、大菱形肌、小
   菱形肌

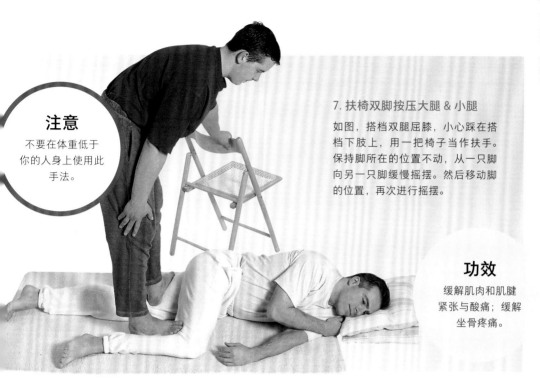

注意

不要在体重低于你的人身上使用此手法。

7. 扶椅双脚按压大腿 & 小腿

如图，搭档双腿屈膝，小心踩在搭档下肢上，用一把椅子当作扶手。保持脚所在的位置不动，从一只脚向另一只脚缓慢摇摆。然后移动脚的位置，再次进行摇摆。

功效

缓解肌肉和肌腱紧张与酸痛；缓解坐骨疼痛。

功效

将肌肉推离脊柱，缓解背部疼痛和紧张。促进内部器官的能量流动。

8. 侧卧位按压背部

按摩方法一：手掌按压（参见下图）
搭档身体侧卧，将其上方的腿屈膝向前以支撑身体，跪在搭档身后进行按压。用手掌沿脊柱左侧的生线 / 膀胱经进行摇摆按压。

按摩方法二：拇指按压（参见插图）
用拇指行走法沿背部的同一条线进行按压。按揉 BL25 和 BL26。

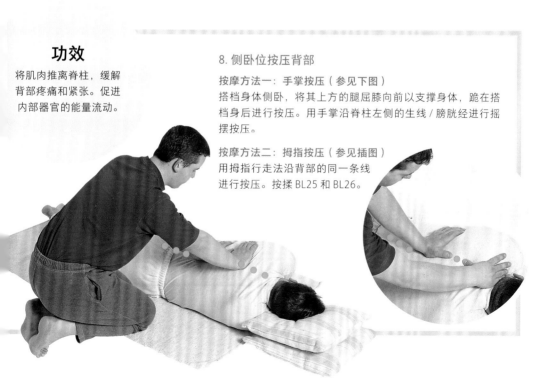

9. 旋转肩部

双手用力抓住搭档右肩。在其可活动范围内进行最大幅度的旋转。按揉 GB20。按压 GB21，同时向后牵拉。按揉 GB20。按揉 LI15 和 SJ14。

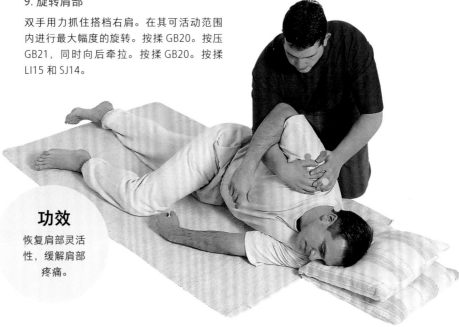

功效

恢复肩部灵活性，缓解肩部疼痛。

10. 抬肘旋转肩部

继续抓住搭档右肩，同时将右臂肘部置于搭档背部脊柱右侧的 BL25 上。身体前倾，将肘部当作杠杆，以便在旋转搭档肩部的同时可以拉伸肩部。

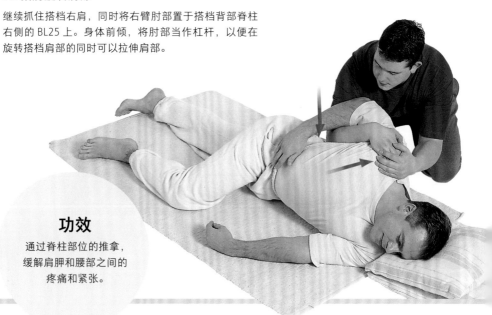

功效

通过脊柱部位的推拿，缓解肩胛和腰部之间的疼痛和紧张。

11. 膝盖抵手臂按压

将搭档右侧手臂伸直，放于你的左膝之上。在生线 1/ 肺经和生线 2/ 心包经上用手掌来回缓慢进行深度按压，按压数次。按压搭档锁骨上的 LU1，同时伸展搭档手臂背侧。

功效

拉伸胸肌，促进三角肌和肱二头肌的肌筋膜放松。

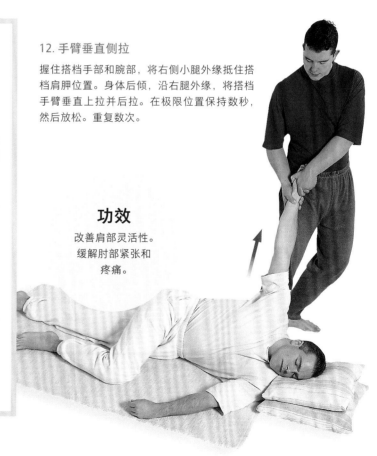

拉伸 & 按压的肌肉

9. 旋转肩部
   拉伸的肌肉：上斜方肌、胸大肌、冈下肌、小菱形肌、大菱形肌

10. 抬肘旋转肩部
    拉伸的肌肉：胸大肌、斜方肌、胸锁乳突肌、肩胛提肌

11. 膝盖抵手臂按压
    按压的肌肉：肱二头肌、三角肌、腕屈肌、手屈肌

12. 手臂垂直侧拉
    拉伸的肌肉：胸大肌、斜方肌、菱形肌、大圆肌、冈下肌

12. 手臂垂直侧拉

握住搭档手部和腕部，将右侧小腿外缘抵住搭档肩胛位置。身体后倾，沿右腿外缘，将搭档手臂垂直上拉并后拉。在极限位置保持数秒，然后放松。重复数次。

功效

改善肩部灵活性。缓解肘部紧张和疼痛。

拉伸 & 按压的肌肉

13. 侧卧位手臂拉伸
    拉伸的肌肉：背阔肌、大圆肌、肩胛
    下肌

14. 按压手臂外侧
    按压的肌肉：三角肌、肱二头肌、肱
    三头肌、手伸肌、腕伸肌

15. 三角式拉伸手臂
    拉伸的肌肉：背阔肌、肱三头肌、胸
    大肌、手屈肌、腕屈肌、腹斜肌、腰
    方肌、大圆肌

16. 肩－对侧膝脊柱扭转
    拉伸的肌肉：腹斜肌、腰方肌、臀大
    肌、胸大肌
    按压的肌肉：胸大肌、股外侧肌、股
    四头肌

功效

打开肩部和肘部关节，
促进血液和淋巴循环。
提高和保持关节灵活性，
对改善冰冻肩和网球肘
特别有好处。

13. 侧卧位手臂拉伸

改变位置，将搭档的手臂向其头部位置拉伸。
放松，然后重复此手法两到三次，每次在极限
位置保持数秒。

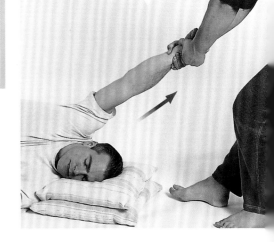

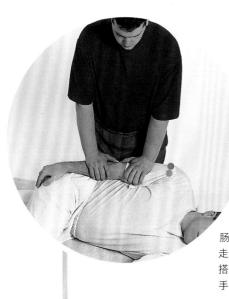

14. 按压手臂外侧

将搭档右臂沿其身体右侧摆放。沿
手臂外侧生线／大肠经、三焦经和小
肠经用双手进行按压，然后进行拇指行
走。按揉 LI15、SJ14、SJ10 和 LI11。在
搭档手腕和肩部处向外侧按压，以拉伸
手臂。

功效

促进能量流动，有利于
身体能量平衡。

15. 三角式拉伸手臂

搭档手臂肘部屈曲放于脑后，手指朝向肩部。用手掌沿搭档上臂的外露区域和躯干外侧直达臀部进行按压。小心按压搭档肘部的 SJ10 和臀部的 GB29，以拉伸搭档的躯干外侧。

功效

对于体侧很少拉伸到的肌肉具有很好的拉伸作用。

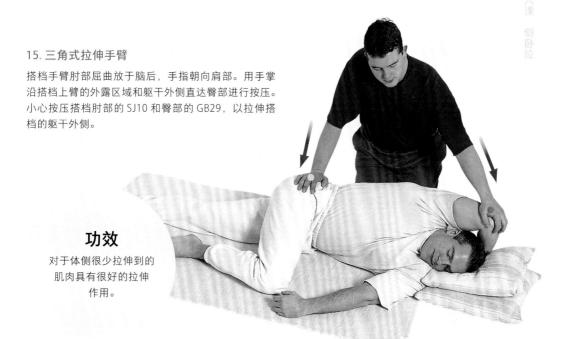

16. 肩 – 对侧膝脊柱扭转

左手放于搭档右肩，右手放于搭档右膝，向下、向外小心进行按压拉伸，实现脊柱扭转。保持数秒。

功效

改善脊柱灵活性，缓解背部疼痛。

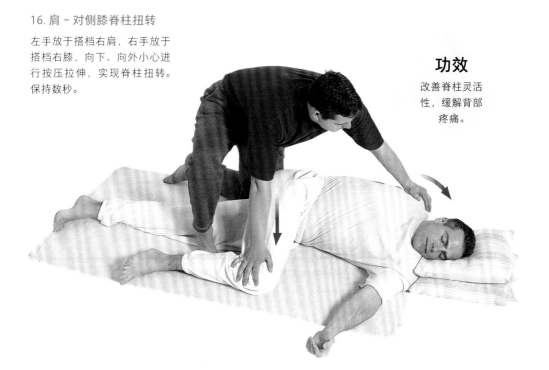

17. 膝抵膝臀部屈曲

左腿紧贴搭档左腿。握住搭档右脚踝，将右膝放在搭档右膝后侧，同时按压搭档右侧臀部。用右膝将搭档右腿前推并进行摇摆，从而进行有力的臀部屈曲。

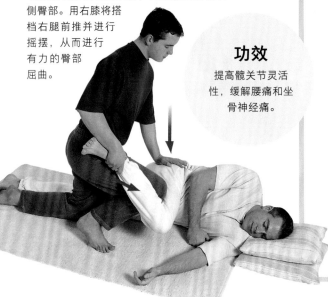

功效

提高髋关节灵活性，缓解腰痛和坐骨神经痛。

拉伸 & 按压的肌肉

17. **膝抵膝臀部屈曲**
    拉伸的肌肉：臀大肌、股直肌
    按压的肌肉：腘绳肌、臀大肌

18. **双腿交叉水平拉伸**
    拉伸的肌肉：臀大肌、梨状肌、腘绳肌、腓肠肌、比目鱼肌
    按压的肌肉：臀大肌、阔筋膜张肌

19. **膝盖为支点拉伸臀部**
    拉伸的肌肉：股四头肌、股薄肌、缝匠肌、内收肌、髂肌、腰大肌
    按压的肌肉：臀大肌

20. **单侧手腿拉伸**
    拉伸的肌肉：股四头肌、腰大肌、髂肌、腹直肌、胸大肌
    按压的肌肉：骶棘肌、臀大肌

功效

改善髋部灵活性，缓解坐骨神经痛，缓解臀部、腰部和腘绳肌紧张。

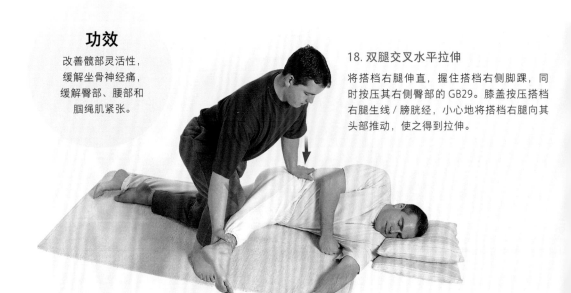

18. 双腿交叉水平拉伸

将搭档右腿伸直，握住搭档右侧脚踝，同时按压其右侧臀部的 GB29。膝盖按压搭档右腿生线 / 膀胱经，小心地将搭档右腿向其头部推动，使之得到拉伸。

19. 膝盖为支点拉伸臀部

将左膝放在搭档右侧臀部中心的 GB30 处。抓住搭档右腿，向你所在的方向拉伸，用左膝作为支点可以对搭档臀部和大腿前侧的肌肉产生较大的拉力。保持六十秒钟，然后重复数次。

功效

GB30 是缓解臀部疼痛和坐骨神经痛的重要穴位。

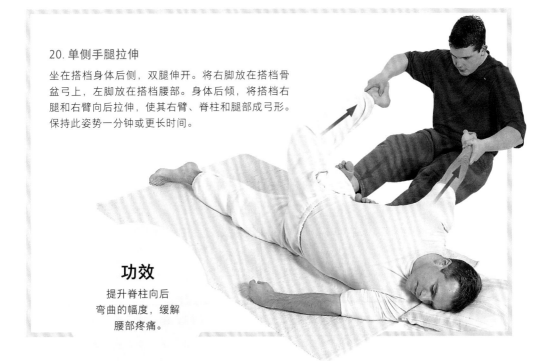

20. 单侧手腿拉伸

坐在搭档身体后侧，双腿伸开。将右脚放在搭档骨盆弓上，左脚放在搭档腰部。身体后倾，将搭档右腿和右臂向后拉伸，使其右臂、脊柱和腿部成弓形。保持此姿势一分钟或更长时间。

功效

提升脊柱向后弯曲的幅度，缓解腰部疼痛。

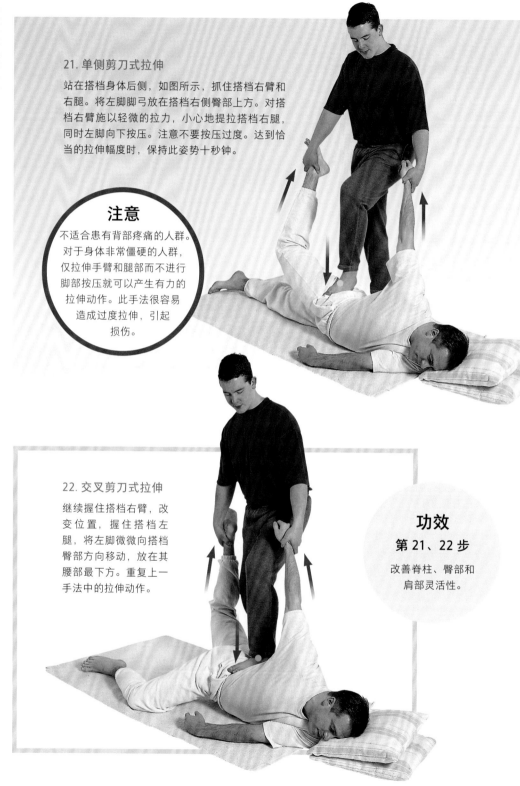

21. 单侧剪刀式拉伸

站在搭档身体后侧，如图所示，抓住搭档右臂和右腿。将左脚脚弓放在搭档右侧臀部上方。对搭档右臂施以轻微的拉力，小心地提拉搭档右腿，同时左脚向下按压。注意不要按压过度。达到恰当的拉伸幅度时，保持此姿势十秒钟。

注意

不适合患有背部疼痛的人群。对于身体非常僵硬的人群，仅拉伸手臂和腿部而不进行脚部按压就可以产生有力的拉伸动作。此手法很容易造成过度拉伸，引起损伤。

22. 交叉剪刀式拉伸

继续握住搭档右臂，改变位置，握住搭档左腿，将左脚微微向搭档臀部方向移动，放在其腰部最下方。重复上一手法中的拉伸动作。

功效

第 21、22 步

改善脊柱、臀部和肩部灵活性。

拉伸 & 按压的肌肉

21. 单侧剪刀式拉伸
    拉伸的肌肉：腹直肌、髂肌、腰大肌、内收肌、胸大肌、缝匠肌
    按压的肌肉：股外侧肌

22. 交叉剪刀式拉伸
    拉伸的肌肉：同单侧剪刀式拉伸
    按压的肌肉：股外侧肌

23. 拉伸扭转脊柱
    拉伸的肌肉：腰方肌、斜方肌、大圆肌、骶棘肌、三角肌、小菱形肌、大菱形肌、冈下肌、肩胛下肌
    按压的肌肉：臀大肌

24. 提拉扭转脊柱
    拉伸的肌肉：腰方肌、斜方肌、大圆肌、骶棘肌、大菱形肌、小菱形肌、冈下肌、肩胛下肌

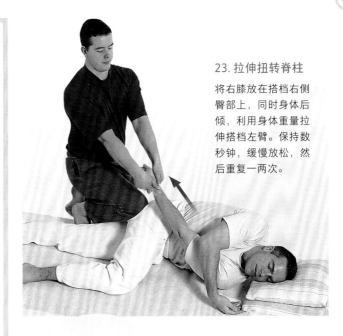

23. 拉伸扭转脊柱

将右膝放在搭档右侧臀部上，同时身体后倾，利用身体重量拉伸搭档左臂。保持数秒钟，缓慢放松，然后重复一两次。

功效
第 23、24 步

拉伸小肠经，缓解冰冻肩症状，缓解肩胛之间的肌肉疼痛。

24. 提拉扭转脊柱

将搭档右腿向前弯曲成直角。将右脚放在搭档右膝下方，左脚放在垫子上，保证左侧小腿内缘紧贴搭档腰部。

如图所示，握住搭档左腕，身体后倾，利用身体重量将搭档身体抬起。保持数秒钟，然后将搭档身体缓慢放下。重复两次。

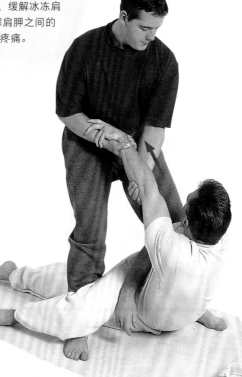

注意

不要在做过脊柱手术，如腰椎融合或椎板切除术的人身上使用此手法，也不要在患有骨质疏松症或体重大幅高于你的人身上使用此手法。

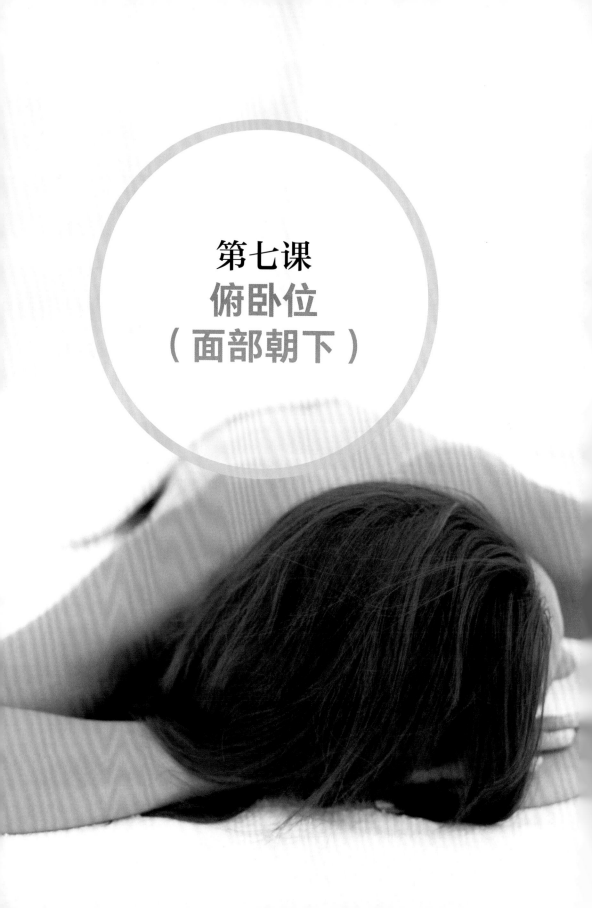

第七课
俯卧位
（面部朝下）

　　只有在脊柱两侧的生线／膀胱经上都进行按压，才可以最终实现整个身体的能量平衡。这一区域内的能量流动对所有的器官系统和身体的整体健康都有重要影响。本节课中所讲的推拿手法有利于增强脊柱功能，改善各种形式的背部问题。

　　按压和推拿的基本手法参见第 2 章（第36 ～ 45 页）。腿部和臀部的能量流动有利于放松肌肉，改善腰部、腿部和髋关节的灵活性。

背部的生线／经络

背部生线在脊柱两侧各有一条，而中医中的膀胱经则各有两条线路，其中内侧线路距脊柱两指宽，外侧线路距脊柱四指宽。

膀胱经起于眼睛，止于小脚趾外缘，是一条连续的能量通道。泰式身体保健中，仅在脚部至臀部之间进行按压。背部生线／膀胱经起于踝骨同跟腱之间，沿腿部背侧中线上行。

中医的膀胱经，同泰国医学中的背部生线相对应，然后沿脊柱两侧向上。沿此生线进行按压有利于促进身体健康和灵活性。

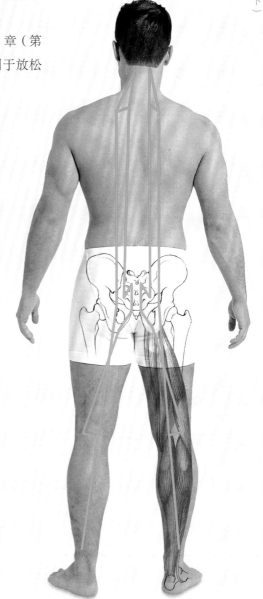

1. 站立式脚对脚按压

利用脚尖保持平衡，身体后倾，利用脚跟按压搭档脚部的 K1 和脚掌周围区域。利用脚部轻微地来回摇摆。

注意： 在进行此操作时，确保搭档脚底下有充足的铺垫物。

功效

活动跖骨，
促进血液流动。
按压 K1 可以增强
脊柱功能。

拉伸 & 按压的肌肉

1. **站立式脚对脚按压**
   按压的肌肉：脚部的所有内附肌

2. **按压腿部 & 臀部背侧**
   按压的肌肉：腓肠肌、比目鱼肌、腘绳肌

3. **脚跟抵臀部按压**
   拉伸的肌肉：胫骨前肌、股四头肌、足屈肌

4. **按压大腿 & 提拉脚部**
   拉伸的肌肉：胫骨前肌、足屈肌
   按压的肌肉：腘绳肌

5. **胡桃夹式**
   拉伸的肌肉：胫骨前肌、股四头肌、足屈肌
   按压的肌肉：腘绳肌、腓肠肌

功效

按压膀胱经可以
缓解肌筋膜粘连，
预防和改善腰部
疼痛。

2. 按压腿部 & 臀部背侧

按摩方法一：手掌和拇指按压
跪在搭档双腿中间，用手掌自搭档脚踝向上至臀部下缘进行按压，按压数次。沿腿部中间的生线 3/ 膀胱经向上进行拇指按压，按揉 BL57、BL40、BL37 和 BL36（参见第 59 页）。重复数次。

按摩方法二：蝴蝶式按压
依次在每条腿上自下往上进行蝴蝶式按压，按压数次。

注意

在有明显静脉曲张的部位，不要进行深度手掌或拇指按压。

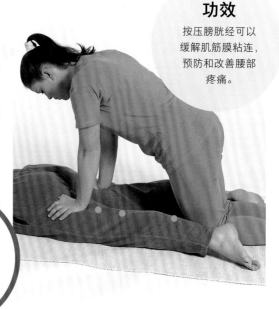

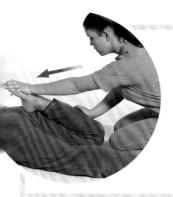

3. 脚跟抵臀部按压

在舒适范围内，将搭档右脚向后按压，靠近臀部。同时，用右手掌根沿位于胫骨外缘的生线 1/ 胃经（参见第 59 页），进行按压。

功效

拉伸股四头肌，缓解紧张，提高踝部和膝盖灵活性。

4. 按压大腿 & 提拉脚部

双手抓住搭档脚部，将右脚放在搭档大腿背侧的生线 3/ 膀胱经上靠近膝盖横纹处。将搭档小腿垂直上拉，保持几秒钟。右脚沿大腿逐步往上移，重复刚才的动作，在 BL37 处集中按压和提拉。

功效

缓解坐骨神经痛和腘绳肌的紧张与疼痛。提高脚踝灵活性，疏通能量通道。

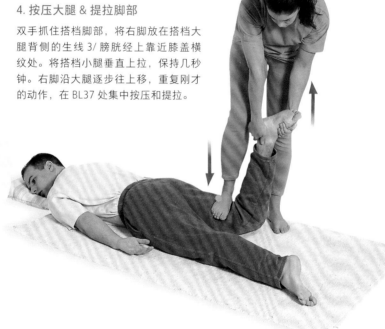

5. 胡桃夹式

站立，左脚放在搭档右膝后方，将搭档右脚朝其臀部方向向下按压。

功效

改善踝关节和膝关节灵活性；缓解小腿和腘绳肌紧张与痉挛。

功效

缓解腰痛、臀部疼痛和坐骨神经痛。

6. 身体后倾提拉腿部

面朝搭档脚部，抓住其右脚踝，然后在舒适范围内将其腿部向后提拉。

现在，在另一条腿上重复手法 3 ~ 6。

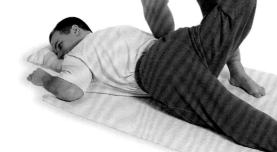

拉伸 & 按压的肌肉

6. **身体后倾提拉腿部**
   拉伸的肌肉：髂肌、腰大肌、股四头肌、缝匠肌

7. **脚抵臀部按压**
   拉伸的肌肉：胫骨前肌、股四头肌、足屈肌、比目鱼肌

8. **反向半莲花式按压**
   按压的肌肉：腘绳肌、股外侧肌、腓肠肌、腓骨长肌

9. **反向半莲花式屈腿**
   拉伸的肌肉：胫骨前肌、股四头肌、腰大肌、内收肌、缝匠肌
   按压的肌肉：腘绳肌，股外侧肌

10. **反向半莲花式腿部提拉**
    拉伸的肌肉：腰大肌、股四头肌、髂肌
    按压的肌肉：骶棘肌

功效

提高脚部、踝部和膝盖的灵活性。

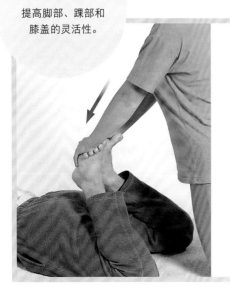

7. 脚抵臀部按压

按摩方法一（参见左图）
将搭档的两只脚朝其臀部向下按压，同时将其跖骨球向下按压。

按摩方法二（参见右图）
将搭档两腿交叉，然后将其两只脚朝臀部向下按压。将搭档两腿位置交换再次交叉，然后重复按压。

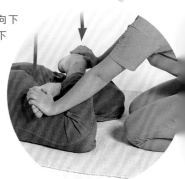

8. 反向半莲花式按压

将搭档右腿弯曲，成半莲花姿势，右脚脚尖位于左侧大腿膝横纹之上。现在，沿屈膝腿外侧生线 2/胆经（参见第 59 页）进行手掌按压和拇指行走。按揉 GB30。

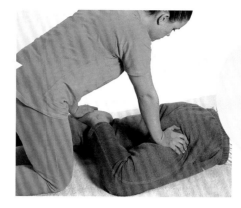

功效

缓解臀部和大腿部的疼痛与紧张。

功效

促进髋关节和膝关节灵活性。缓解骶髂周围的慢性疼痛。

9. 反向半莲花式屈腿

从半莲花姿势开始，如图所示，抓住搭档左脚，并将其朝臀部方向向下按压。每次向下按压的同时，另一只手按压搭档右侧大腿。

10. 反向半莲花式腿部提拉

搭档保持腿部的半莲花姿势，双手抓住搭档左脚站立。将右脚放在搭档下腰部的 BL25 和 BL26 处，提拉搭档左腿，不要用上全部的身体重量。

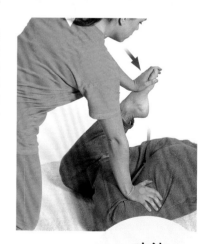

功效

促进血液和淋巴循环，缓解腘绳肌疼痛和痉挛及坐骨神经痛。

注意

只有在搭档身体非常灵活的情况下，才可以将其左腿提拉到垂直位置附近。

功效

对患有腰痛、臀部疼痛和坐骨神经痛的人很有帮助。

11. 膝盖 / 手抵臀 / 背部提拉腿部

按摩方法一（参见下图）
右膝放在搭档右侧臀部（BL54 或 GB30），左手放在搭档右膝下方，利用右膝作为支点，同时利用右手作为支撑，将搭档右腿向上提拉。

按摩方法二（参见插图）
右手手掌跟部按压搭档身体右侧的 BL25 和 BL26 处，左手将搭档的屈膝腿向上提拉。

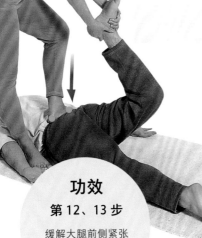

功效

第 12、13 步

缓解大腿前侧紧张和疼痛，缓解坐骨神经痛和腰痛。

12. 脚踩臀 / 背，后提腿部

双手抓住搭档右脚将其腿部抬起。现在，将左脚放在搭档下腰部，身体后倾，借用脚部的压力将搭档右腿向上提拉。

拉伸 & 按压的肌肉

11. 膝盖 / 手抵臀 / 背部提拉腿部
    拉伸的肌肉：股薄肌、股四头肌
    按压的肌肉：臀大肌

12. 脚踩臀 / 背，后提腿部
    拉伸的肌肉：髂肌、腰大肌、股四头肌
    按压的肌肉：臀大肌、骶棘肌

13. 背向跷跷板式拉腿
    拉伸的肌肉：腰大肌、髂肌、股四头肌、缝匠肌
    按压的肌肉：臀大肌

14. 亲密式小腿 & 大腿按压
    拉伸的肌肉：臀肌、股二头肌、股外侧肌
    按压的肌肉：臀肌、股二头肌、股外侧肌

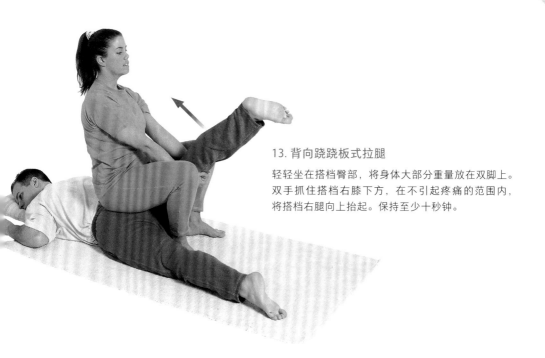

13. 背向跷跷板式拉腿

轻轻坐在搭档臀部，将身体大部分重量放在双脚上。双手抓住搭档右膝下方，在不引起疼痛的范围内，将搭档右腿向上抬起。保持至少十秒钟。

14. 亲密式小腿 & 大腿按压

坐在搭档两侧大腿中间，将其右腿放在你的腿上。两前臂分别从搭档膝盖上方和下方开始，沿膀胱经向大腿和脚踝方向进行按压并向外滚动。重复，然后用肘部按揉臀部区域，集中按揉 GB30、BL54 和 BL36。在搭档另一条腿上重复手法 8 ~ 14。

功效

缓解坐骨神经痛和腰痛，缓解腿部肌肉紧张。

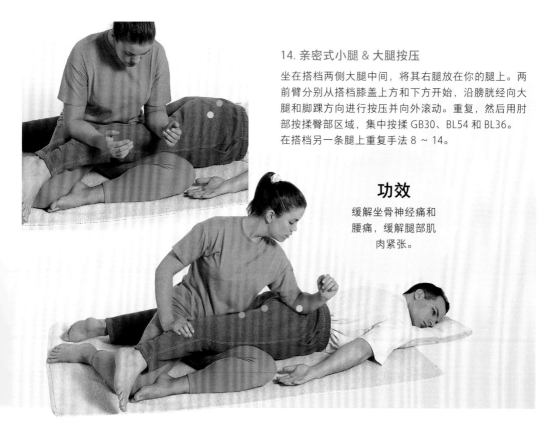

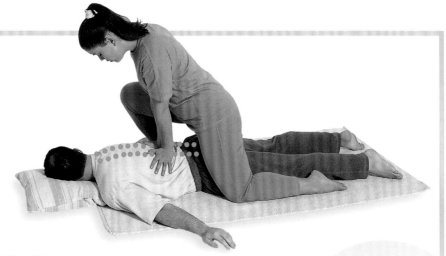

15. 跪膝按压背部

按摩方法一：手掌按压（参见上图）

两腿分别位于搭档身体两侧，单膝跪地。将手掌跟部放在搭档脊柱两侧，如图所示，在其腰骶部至上胸区域之间，双手沿背部生线 / 膀胱经缓慢进行深度上下按压。手臂伸直，利用身体重量来产生所需的压力。最后，按压搭档双臂结束动作。

按压方法二：拇指按压（参见上图）

从两侧的 BL26 开始，沿生线 / 内侧膀胱经（距离脊柱中线两指宽）上的膀胱按摩点进行按压。

按摩方法三：肘部按压

使用肘部在两侧重复上述操作。

功效

促进背部的能量流动。缓解背部肌肉紧张和筋膜纤维化，缓解腰痛、坐骨神经痛和椎间盘突出引起的疼痛。改善背部能量流动，改善所有受膀胱经影响的器官。

按摩方法四（参见下图）

该方法是方法一的变体，需双膝跪在搭档臀部下方的大腿上，用手掌或拇指按压整个背部。

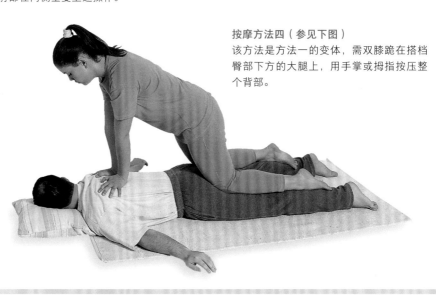

拉伸 & 按压的肌肉

15. 跪膝按压背部
    按压的肌肉：骶棘肌、斜方肌、小菱形肌、大菱形肌、腰方肌

16. 跪垫式眼镜蛇
    拉伸的肌肉：胸大肌、三角肌、腹直肌、腰肌、髂肌、前锯肌
    按压的肌肉：腘绳肌

注意

在进行"眼镜蛇"手法时必须要保持谨慎。处于安全原因，此类手法必须缓慢进行，不能急动。当将搭档肩部抬离地面或坐垫超过一英尺（约等于 0.3 米）时，大部分人都会感觉到不适。此手法只可用于身体健康，且灵活性良好的人身上。对于体重高于你的人、老年人和患有腰椎间盘问题的人，不得使用此手法。

16. 跪垫式眼镜蛇

双膝跪在搭档大腿上，抓住搭档手腕，同时让搭档抓住你的手腕。身体后倾，利用身体重量将搭档上身向上拉起，成"眼镜蛇"姿势。保持至少十秒钟。

在现代生活方式中，人们的脊柱很少会向后弯曲。要让搭档的脊柱保持健康，不会产生疼痛，脊柱向前、向后弯曲的动作都必须做。（此手法的功效参见第 126 页）。

17. 坐凳式眼镜蛇

按摩方法一

将搭档小腿弯曲成直角，脚掌朝上。小心地坐在搭档脚上，将大部分身体重量放在自己的双脚上。按照手法 15 中的方法用手掌按压搭档背部。将搭档双臂向后抬起，将其手腕紧贴你的大腿上侧。身体前屈，双手放在搭档肩部下面，身体后倾，利用身体重量将搭档身体抬离垫子。保持三十秒钟。重复两次。

功效
第 16、17、18 步

对脊椎间特别是腰椎间的旋转关节和相关肌肉进行有力、持续的背侧屈曲。改善脊柱灵活性，缓解腰部紧张和疼痛及肩胛间的疼痛，提高肩部灵活性。促进背部生线中的能量流动。

按摩方法二

搭档双手十指交叉放在头后。利用方法一中的手法，双手放在搭档肩部将其上身抬起，或者双手放在搭档腋窝下将其上身抬起。

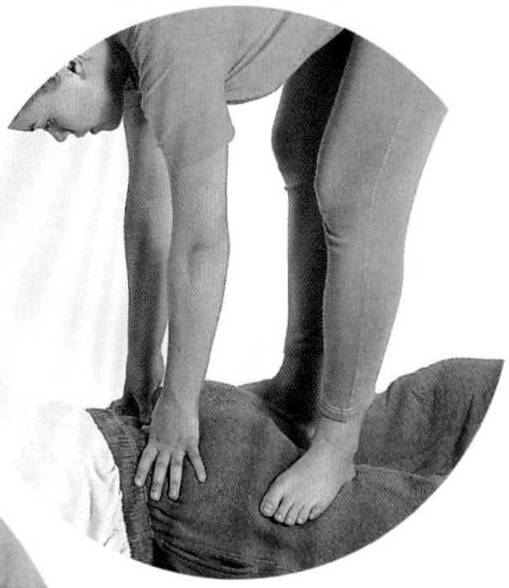

18. 站立式眼镜蛇

正确实施此手法需要良好的平衡能力。站在搭档身上，双脚分别位于搭档两侧大腿的BL36处（参见插图）。脚趾朝外，脚弓位于搭档臀部下缘。身体前倾，抓住搭档两手手腕，手臂伸直，身体后倾，使得身体重量转移到脚上。缓慢地将搭档身体抬起，成"眼镜蛇"姿势（参见下图）。人们脊柱的灵活性大不相同，因此，在第一次提拉时要特别注意观察，在保证安全的前提下，明确所能达到的极限位置。每次提拉时都应尽力保持六十秒钟。重复三次。

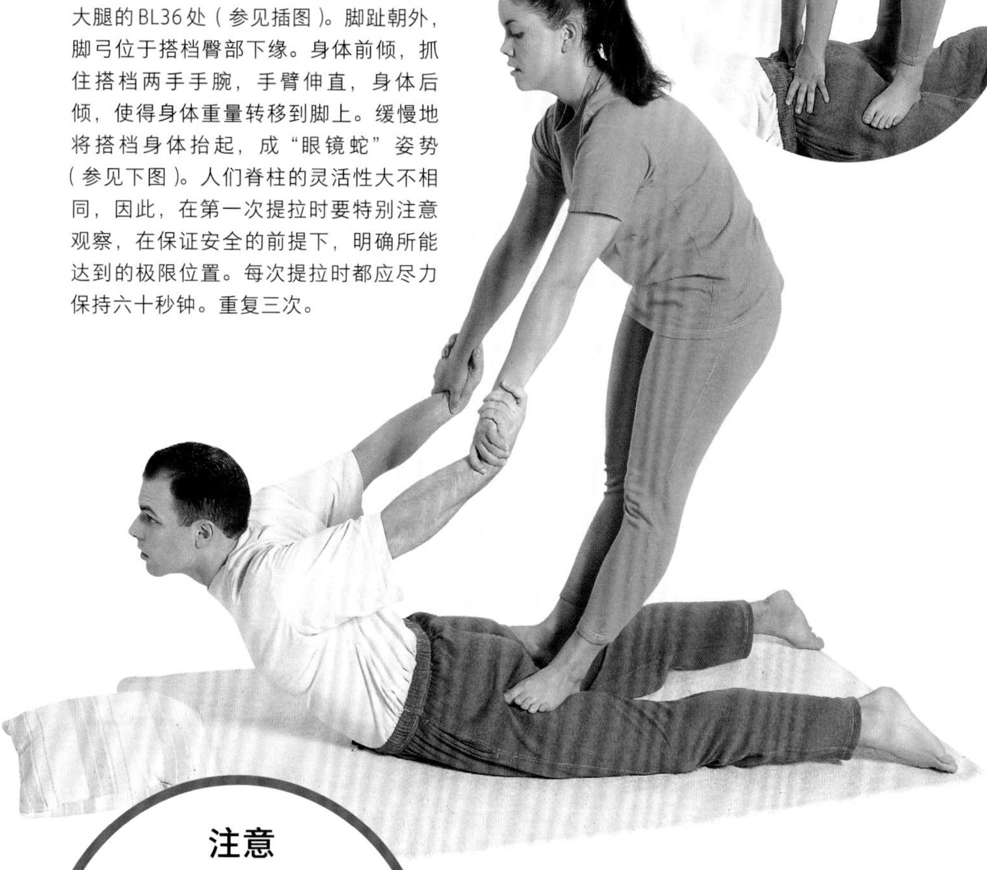

注意

当将搭档肩部抬离地面或坐垫超过一英尺（约等于0.3米）时，大部分人都会感觉到不适。此手法只可用于身体健康，且灵活性良好的人身上。对于体重高于你的人、老年人或患有腰椎间盘问题的人，不得使用此手法。

拉伸 & 按压的肌肉
第 17、18 步

按压的肌肉：腘绳肌
拉伸的肌肉：胸大肌、三角肌、大圆肌、腹直肌、腰大肌、髂肌、斜方肌、冈下肌、冈上肌、前锯肌

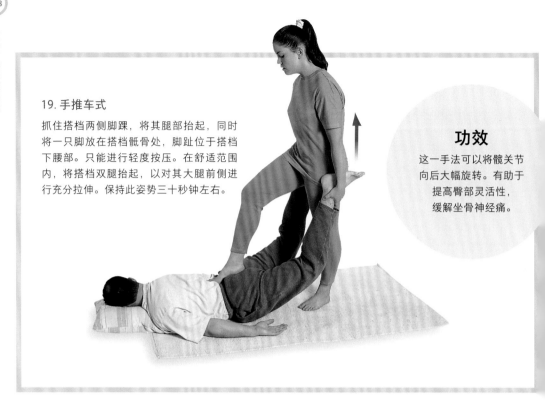

19. 手推车式

抓住搭档两侧脚踝，将其腿部抬起，同时将一只脚放在搭档骶骨处，脚趾位于搭档下腰部。只能进行轻度按压。在舒适范围内，将搭档双腿抬起，以对其大腿前侧进行充分拉伸。保持此姿势三十秒钟左右。

功效

这一手法可以将髋关节向后大幅旋转。有助于提高臀部灵活性，缓解坐骨神经痛。

20. 单侧和交叉剪刀式拉伸

这些拉伸手法同搭档侧卧时的单侧和交叉剪刀式拉伸（参见第 114 页）基本一致，只有一点不同：此手法中，脚跟要轻轻放在搭档脊柱下部的 BL25 和 BL26 处。在另一侧进行重复。

注意

这些拉伸手法不适用于老年人或患有背部疼痛的人。

功效

改善脊柱、臀部和肩部的灵活性。

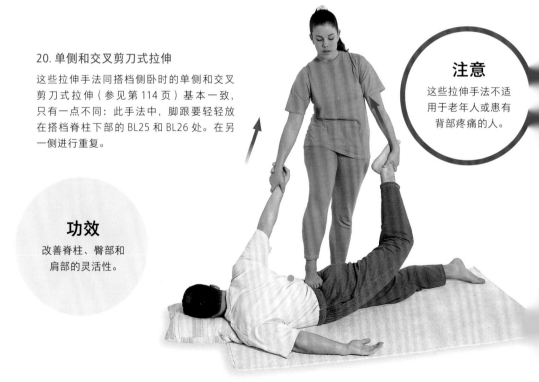

21. 膝抵小腿按压

坐在搭档骶骨处或腰部。准确的姿势取决于膝盖抵住搭档小腿肌肉时的位置。抓住搭档双脚脚踝前方，膝盖抵住搭档小腿部肌肉，同时将其小腿后拉。

功效

缓解小腿肌肉痉挛，改善小腿部的能量流动。

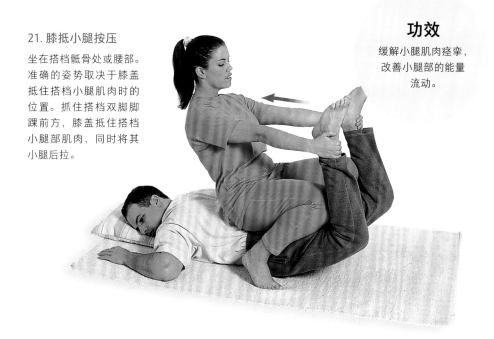

拉伸 & 按压的肌肉

19. 手推车式
　　拉伸的肌肉：腰肌、髂肌、缝匠肌、股直肌

20. 单侧和交叉剪刀式拉伸
　　拉伸的肌肉：胸大肌、缝匠肌、腰大肌、髂肌
　　按压的肌肉：骶棘肌

21. 膝抵小腿按压
　　拉伸的肌肉：股四头肌、腰肌
　　按压的肌肉：腓肠肌、比目鱼肌

22. 亲密式眼镜蛇
　　拉伸的肌肉：腰肌、髂肌、冈上肌、冈下肌、前锯肌、胸大肌、三角肌、腹直肌

22. 亲密式眼镜蛇

双膝跪地，将搭档两侧大腿放在你的髋部前侧。抓住搭档双臂肘部上方，同时让搭档抓住你的前臂。身体后倾，利用身体重量将搭档身体抬起，成"眼镜蛇"姿势。保持至少十秒钟。

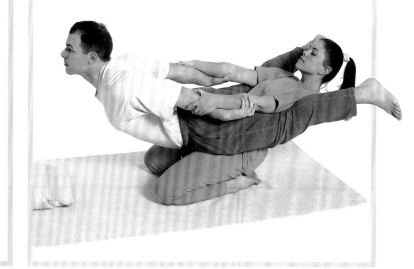

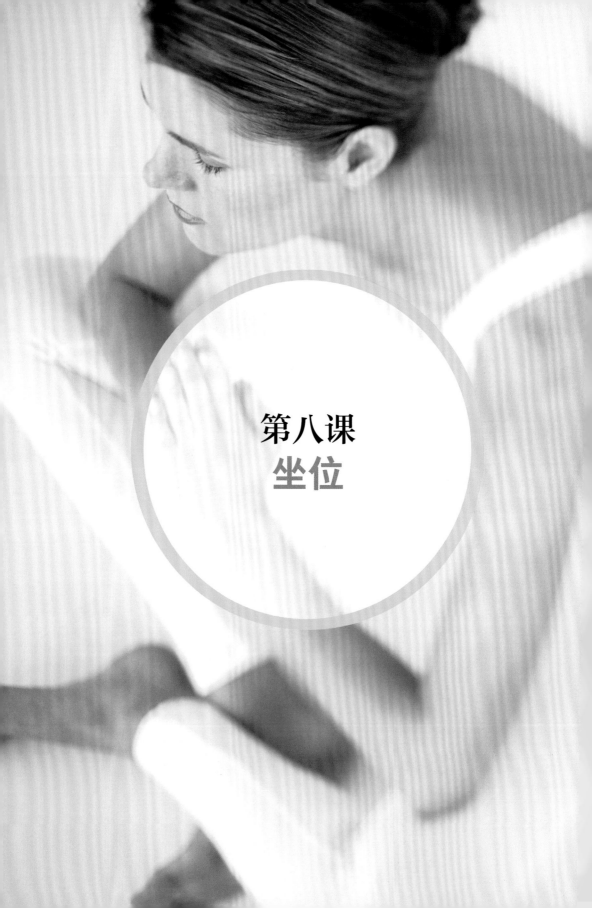

第八课
坐位

本节课中的按摩手法有利于缓解由躯干和头部之间的能量流动受阻所引起的头痛等问题。此外，通过按压和拉伸，还可以缓解颈部和肩部的肌肉紧张。一些手法可用于改善"冰冻肩"，还有一些手法可以用于脊柱推拿。按压和推拿的基本手法参见第 2 章（第 36 ～ 45 页）。图中所示的是中医膀胱经、胆经和小肠经的上部。在缓解颈肩疼痛时，可让搭档保持坐位以按压这些经络。

颈部、肩部的生线 / 经络

腿部生线 3/ 中医膀胱经 经过颅底下方，位于脊柱正中线两侧各一指宽，沿脊柱两侧向下延伸。

腿部生线 2/ 中医胆经 经过脊柱两侧颅底下方的凹陷处 GB20，向下延伸至肩部上方的 GB21。

手臂生线 3/ 中医小肠经 起于小指外缘，向上经过腋窝后侧到达 SI9，在肩胛处成 Z 字形转折，后向上延伸至颈部两侧。

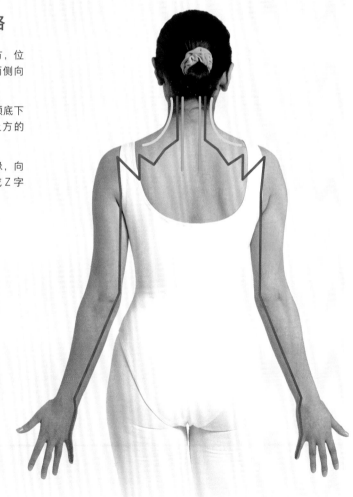

颈部、肩部的生线 / 经络有：

— 腿部生线 3/ 中医膀胱经

— 腿部生线 2/ 中医胆经

— 手臂生线 3/ 中医小肠经

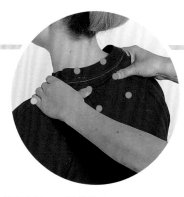

1. 按压肩部

按摩方法一：手掌按压

双手放在搭档两侧肩部上方，用手掌跟部逐渐向下按压。按压需缓慢，保持三十秒钟。通过身体前倾，逐渐增加按压力度。

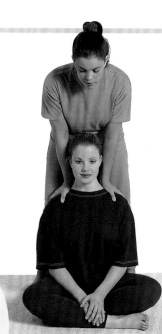

按摩方法二：拇指按压

沿搭档肩胛上方和脊柱两侧膀胱经上的软组织进行拇指按压。按压的同时，感觉一下有没有软组织结节。在 GB21 用力按揉数分钟。

功效

按揉 GB21 可以放松颈肩部，缓解日常压力、紧张和疼痛，还可以缓解头痛和经前期紧张。

2. 前臂揉辗肩部

将前臂放在搭档肩部上方贴近颈部的位置，使用身体重量，将前臂向外侧揉辗。逐渐向下移动至肩部外缘。用肘部按揉 GB21。

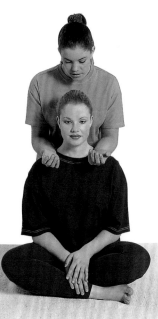

功效

此手法可以巩固前一手法的功效。

拉伸 & 按压的肌肉

1. **按压肩部**
   按压的肌肉：斜方肌、肩胛提肌、骶棘肌、大菱形肌、小菱形肌

2. **前臂揉辗肩部**
   按压的肌肉：斜方肌、肩胛提肌、骶棘肌

3. **拇指按压颈部**
   按压的肌肉：斜方肌、头夹肌

4. **十指交叉按压颈部**
   按压的肌肉：骶棘肌、肩胛提肌、头夹肌

5. **拉伸颈部 & 肩部**
   拉伸的肌肉：胸锁乳突肌

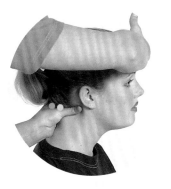

3. 拇指按压颈部

一只手轻轻扶住搭档前额，用另一只手的拇指和其他手指按压颈部两侧肌肉。采用揉捏手法。自颈部下方向上按压，至头骨下方。按揉 GB20 和 BL10。交换双手，按摩颈部另一侧。重复数次。

功效

促进颈部能量流动。按揉 GB20 可以放松颈部肌肉，缓解头痛和偏头痛。

4. 十指交叉按压颈部

将搭档头部前倾，双手十指交叉成钳状，用拇指沿颈椎两侧的膀胱经进行上下按压。逐渐扩大按压范围，对颈椎两侧胆经周围的肌肉进行按压。

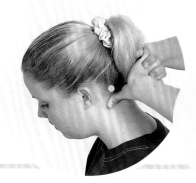

功效

持续深度按压可以缓解肌肉紧张、疼痛和僵硬；缓解头痛。

5. 拉伸颈部 & 肩部

双手紧握，一只前臂放在搭档肩部上侧外缘的 GB21，另一只前臂放在搭档头部外侧耳朵上方。将身体重量放在 GB21 上，同时轻轻将搭档头部向一侧按压。在搭档身体另一侧重复此手法。

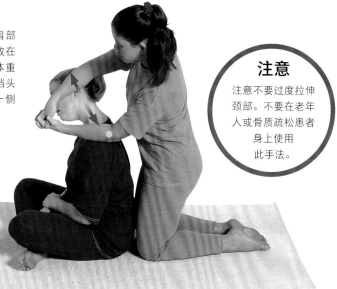

注意

注意不要过度拉伸颈部。不要在老年人或骨质疏松患者身上使用此手法。

功效

拉伸胸锁乳突肌，缓解颈部两侧的肌肉紧张。

6. 抬臂后伸

将搭档手臂屈曲并向后抬起，手臂置于左肩。一只手将搭档肘部后拉，另一只手用于固定。在感到后拉受阻时停止，保持此姿势几秒钟，然后放松。在另一侧重复此手法。

功效

打开肩胛和锁骨之间的关节。有利于缓解冰冻肩。

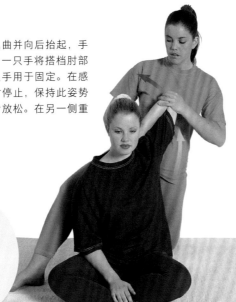

拉伸 & 按压的肌肉

6. **抬臂后伸**
   拉伸的肌肉：胸大肌、肱三头肌、背阔肌、大圆肌、小圆肌、肩胛下肌

7. **肘为支点抬臂**
   拉伸的肌肉：胸大肌、背阔肌、肩胛下肌、大圆肌、小圆肌、三角肌、肱三头肌、冈下肌、冈上肌
   按压的肌肉：斜方肌

8. **双手敲打肩部**
   按压的肌肉：斜方肌

9. **锁臂式拇指按压肩部**
   拉伸的肌肉：胸大肌
   按压的肌肉：冈下肌、冈上肌

10. **坐位侧方抬臂**
    拉伸的肌肉：胸锁乳突肌、斜方肌、肩胛提肌、大圆肌、小圆肌、骶棘肌、肩胛下肌、腰方肌、背阔肌

7. 肘为支点抬臂

将搭档左臂抬起，用右手同搭档左手十指交叉。将右臂肘部放在搭档肩部上方斜方肌上的 GB21 处。身体后倾。以肘部为支点，用另一只手将搭档手臂向后抬起。保持三十秒钟。重复数次，然后在另一侧重复。

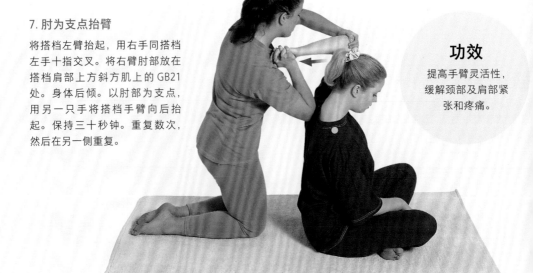

功效

提高手臂灵活性，缓解颈部及肩部紧张和疼痛。

功效

敲打可以产生舒缓的效果，放松肩部和上背部。

8. 双手敲打肩部

双手指尖相对，五指分离，轻微合拢。沿搭档肩部的肌肉和肩胛骨间的肌肉进行敲打。

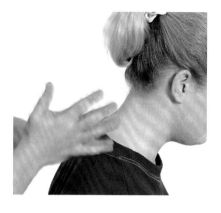

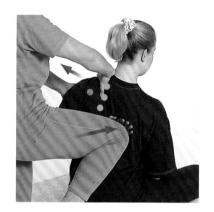

9. 锁臂式拇指按压肩部

将搭档左臂放在背后，同时用右膝抵住搭档手部。用拇指沿搭档肩胛内缘的膀胱经上下进行按压。按揉 SI11。每次拇指按压的同时，用左手将搭档肩部后拉。在另一只手臂上重复此手法。

功效

缓解颈部、肩部疼痛和僵硬。

10. 坐位侧方抬臂

左膝弯曲，放在搭档大腿上方。抓住搭档左侧肘部，并将其手掌放在头部左侧。将搭档的另一只手放在你的左侧大腿之上，同时抓住搭档右肩以固定姿势。现在，将搭档左臂右推，以对其颈部和躯干进行有力的拉伸。保持几秒钟，然后在另一侧重复。

功效

提高脊柱单侧灵活性，缓解颈部紧张和疼痛。有效拉伸躯干两侧的肌肉。

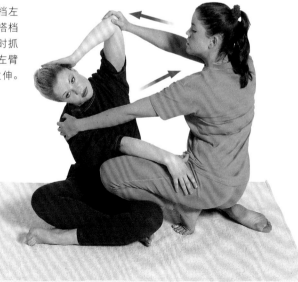

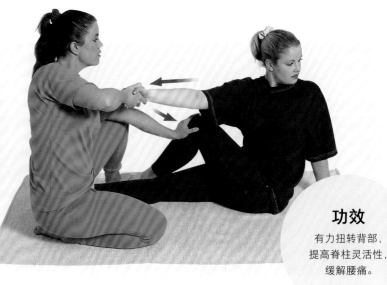

11. 坐位脊柱扭转

搭档左腿屈膝置于右腿
上方，同时利用左臂支
撑身体。用左脚轻踩搭
档左脚以固定姿势。将
搭档右臂后拉，同时将
其左膝前推，以对其脊
柱进行充分的扭转。在
另一侧重复。

功效

有力扭转背部，
提高脊柱灵活性，
缓解腰痛。

拉伸 & 按压的肌肉

11. 坐位脊柱扭转
　　拉伸的肌肉：二头肌、背
　　阔肌、斜方肌、菱形肌、
　　梨状肌、阔筋膜张肌

12. 头抵膝按压
　　拉伸的肌肉：骶棘肌
　　按压的肌肉：骶棘肌

13. 蝴蝶式肩后伸
　　拉伸的肌肉：胸大肌、
　　背阔肌、大圆肌、小圆
　　肌、冈下肌、冈上肌、
　　三头肌、三角肌、肩胛
　　下肌

14. 蝴蝶式推拿
　　拉伸的肌肉：骶棘肌
　　（颈部 & 背部）、腰方肌

12. 头抵膝按压

将搭档上身缓慢前推，当感觉到强烈阻力时停止。
身体灵活的人可以用头部接触到膝盖。现在，
用手掌沿脊柱两侧和生线／膀胱经进行按
压和拍击。你还可以让搭档盘腿，重复此
手法。

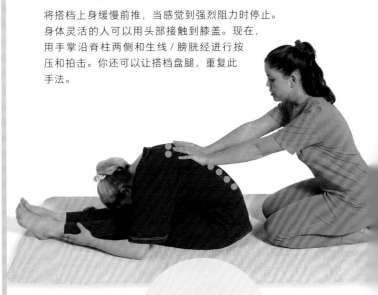

功效

改善脊柱灵活性；
激活内部器官。

13. 蝴蝶式肩后伸

让搭档双手紧握放于头后。将前臂
放在搭档前臂前方，然后缓慢地将
其手臂后拉，以对肩部进行充分的
伸展。保持三十秒钟。重复三次。

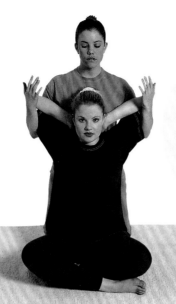

功效

缓解肩部肌肉紧张，
对脊柱上部进行轻微拉伸。
拉伸胸锁关节和肩锁关节，
提高肩部灵活性。

---

14. 蝴蝶式推拿

按摩方法一

让搭档双手紧握放于头后。双手伸进搭档
前臂下方，然后在其双手上方握紧。向下
按压，以使搭档身体沿中线前屈。保持此
姿势几秒钟。重复数次。

按摩方法二

重复上述手法，但是前屈方向不同。第一
次前屈时，使搭档头部朝向一侧膝盖，第
二次时朝向另一侧膝盖，从而使脊柱得到
扭转。

功效

提高脊柱灵活性，
缓解腰部和颈部
疼痛与紧张。

注意

当感到明显阻力时，
不要再继续按压。在此
方向上弯曲时，有些人
身体非常僵硬，只需要
进行小幅度的弯曲
即可。

15. 蝴蝶式脊柱扭转推拿

保持上一手法中的姿势，然后将左膝放在搭档左侧大腿上进行固定。缓慢地将搭档上身右转，以对其脊柱进行充分的扭转。特别注意，不要拉伸过度。

功效

扭转脊柱，缓解腰痛和脊柱两侧肌肉紧张。

注意

当感到明显阻力时，不要再继续扭转。在向侧方扭转时，有些人身体非常僵硬，只需要进行小幅度的扭转即可。

功效

打开肩锁关节和胸锁关节。促进脊柱两侧能量流动，缓解腰部僵硬和疼痛。

16. 脚抵背部拉伸

坐在搭档身体后侧，双手抓住其两侧手腕。将双脚放在搭档脊柱两侧，脚趾位于肩胛下角处。将搭档双臂后拉，同时用双脚在其背部按压，以对其肩部进行充分的拉伸。你还可以将双脚稍微下移至腰部再次拉伸。

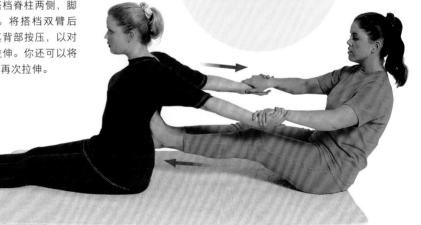

拉伸 & 按压的肌肉

15. **蝴蝶式脊柱扭转推拿**
    拉伸的肌肉：骶棘肌（颈部 & 背部）、腰方肌、背阔肌、胸大肌

16. **脚抵背部拉伸**
    拉伸的肌肉：胸大肌、前锯肌、腹直肌、肱二头肌
    按压的肌肉：骶棘肌

17. **蝴蝶式后伸推拿**
    拉伸的肌肉：胸大肌、背阔肌、大圆肌、冈下肌、腹直肌
    按压的肌肉：骶棘肌

18. **交叉上臂后伸推拿**
    拉伸的肌肉：肱三头肌、斜方肌、菱形肌，部分骶棘肌
    按压的肌肉：骶棘肌

17. 蝴蝶式后伸推拿

将搭档双手交叉放于脑后。双手放在搭档腋窝下方，手指紧贴搭档前臂。膝盖抵住搭档背部肩胛下方进行按压，同时用手臂轻微施以反方向的阻力。重复数次，逐渐增加膝盖按压力度。

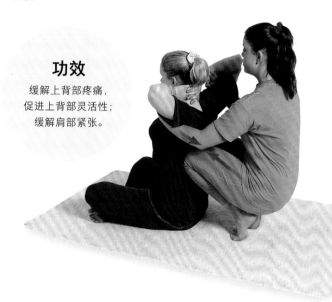

功效

缓解上背部疼痛，促进上背部灵活性；缓解肩部紧张。

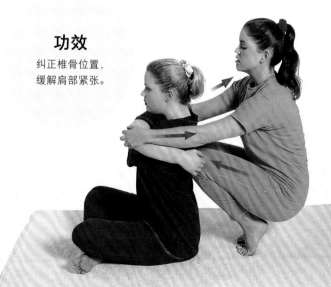

功效

纠正椎骨位置，缓解肩部紧张。

18. 交叉上臂后伸推拿

将搭档两臂在前方交叉，左手抓住搭档右臂肘部，右手抓住搭档左臂肘部。将膝盖抵在搭档背部中间脊柱两侧用力按压。将搭档肘部后拉，直到其双臂紧贴胸部。可能会出现声响。移动膝盖高度，重复拉伸。

注意

对老年人和有骨质疏松病史的人，不要使用此手法。

针对性按摩

通常情况下，泰式身体保健主要用于预防疼痛，
而不是作为治疗手段。但是，按照特定的流程进行按摩，
可以缓解身体某一部位的不适感。

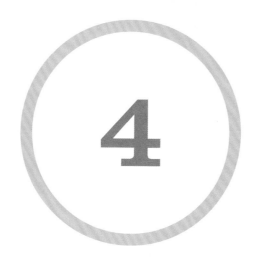

定期进行泰式身体保健可以快速恢复肌肉紧张度和拮抗肌群间的平衡。当身体达到平衡状态时，便可以像最专业的瑜伽练习者那样保持健康。

这种身体保健之所以有效，主要是因为它可以对几乎所有的身体肌肉都进行按摩。在按摩某个部位时，只要遵循完整的流程，将没有一块按摩不到的肌肉，即使是出现损伤或问题的肌肉。

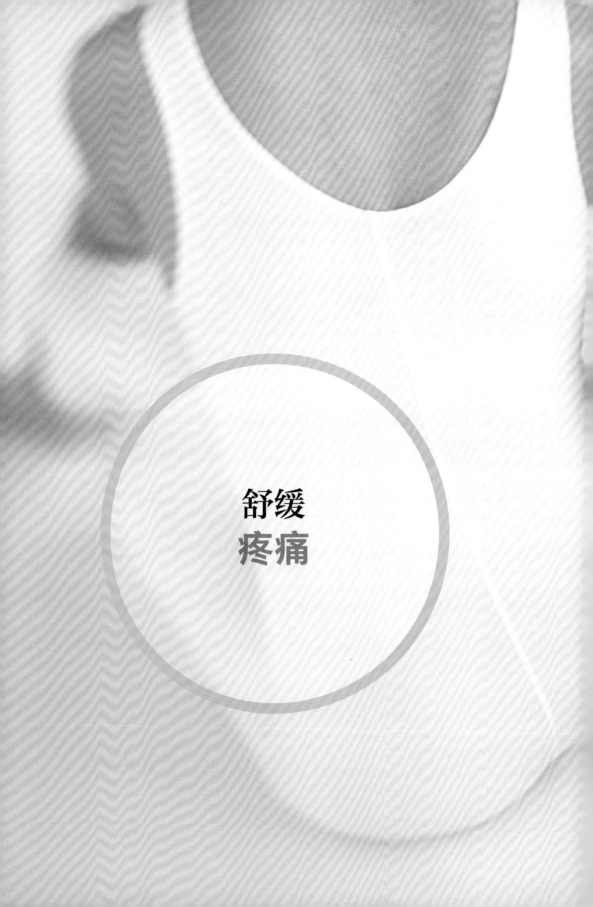

舒缓
疼痛

脊柱是整个泰式身体保健的中心，在人的一生中，脊柱保持健康和灵活有助于预防多种形式的慢性疼痛。大部分背痛患者的脊柱其实并不存在多么严重的结构问题，问题主要是由脊柱周围的肌肉不平衡所引起的能量流动不畅造成的。当脊柱两侧的肌肉紧张度不相平衡时，便会造成姿势不良。很快，身体其他部位会受到影响，例如，会造成肩部和臀部疼痛，还可引起头痛、坐骨神经痛和膝盖疼痛等问题。

　　专业的泰式按摩师有方法缓解各种形式的慢性疼痛；想要学习他们的手法，最好是去参加相应的培训课程。然而，对于那些通过此书来学习泰式身体保健手法的人，这里有些相应的指南可以帮助你针对搭档的特定问题，例如腰痛、上背痛、坐骨神经痛、肩痛、颈部疼痛、头痛、腘绳肌疼痛等慢性疼痛，进行按摩。本书针对上述每种疼痛都列出了最为有效的按摩手法。附图中标明了需要额外进行持续按压的穴位点，对缓解相应疼痛非常有效。按摩主要集中于膀胱经和该经络上的穴位上。

舒缓慢性疼痛的按摩流程

问题	体位	泰式按摩手法
上背部疼痛 指肩胛之间的疼痛。这里描述的按摩方式将有助于缓解上背部的疼痛。 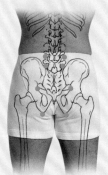	1.俯卧位	按压整个背部，重点按压腰部以上区域，持续五分钟。现在，返回至此区域内标明的特定穴位，深度按压五分钟。 ·所有的"眼镜蛇"手法（参见第125～127、129页）
	2.仰卧位	·直膝抬头（参见第89页）
	3.侧卧位	·旋转肩部（参见第108页） ·抬肘旋转肩部（参见第108页） ·手臂垂直侧拉（参见第109页） ·侧卧位手臂拉伸（参见第110页） ·拉伸&提拉扭转脊柱（参见第115页） 在身体另一侧重复这些手法。
	4.坐位	·抬臂后伸（参见第134页） ·肘为支点抬臂（参见第134页） ·蝴蝶式肩后伸（参见第137页） ·脚抵背部拉伸（参见第138页） ·蝴蝶式推拿（参见第137页） ·交叉上臂后伸推拿（参见第139页）
	5.俯卧位	在上背部重复这些按压动作，持续五分钟。
腰痛 以下按摩流程有助于缓解腰部疼痛。	1.俯卧位	在腰部脊柱两侧各按压五分钟。特别要注意图中用点标明的穴位。
	2.仰卧位	·旋转臀部（参见第83页） ·摇动腿部（参见第84页） ·摇摆背部（参见第84页） ·犁式手法（参见第85页） ·摇摆臀部（参见第73页） ·肩-对侧膝脊柱扭转（参见第73页） ·双腿交叉水平拉伸（参见第74页） ·半莲花式背部摇摆（参见第76页） ·垂直半莲花式大腿按压（参见第77页） ·垂直腿部拉伸（参见第78页） ·拉弓式脊柱扭转（参见第83页） 在另一条腿上重复这些手法。
	3.俯卧位	按压整个背部，持续五分钟。 ·跪垫式眼镜蛇（参见第125页）

问题	体位	泰式按摩手法
腰痛 （续）	3.俯卧位 （续）	·**身体后倾提拉腿部**（参见第120页） ·**单侧和交叉剪刀式拉伸**（参见第128页） 重新按压腰部，持续五分钟。
	4.仰卧位	重复2中的手法。
坐骨神经痛 这些手法有利于缓解经过大腿背侧的大坐骨神经炎症引起的坐骨神经痛。	1.俯卧位	在腰部标明的相同部位（参见对页下图），按压五分钟。
	2.侧卧位	沿屈膝腿外缘向上按压至臀部。在髋关节周围深度按压，然后在此区域的特定穴位（参见下图）进行按压。按压五到十分钟，然后在另一条腿上重复按压。 双侧： ·**所有的踩葡萄式按压**（参见第105~106页） ·**肩-对侧膝脊柱扭转**（参见第111页） ·**膝抵膝臀部屈曲**（参见第112页） ·**双腿交叉水平拉伸**（参见第112页） ·**膝盖为支点拉伸臀部**（参第113页）
	3.仰卧位	双腿 ·**胸抵足部按压大腿**（参见第67页） ·**脚部按压大腿**（参见第71页） ·**拔河式**（参见第72页） ·**垂直腿部拉伸**（参见第78页） ·**半莲花式背部摇摆**（参见第76页） ·**垂直半莲花式大腿按压**（参见第77页） ·**旋转臀部**（参见第83页） ·**犁式手法**（参见第85页）

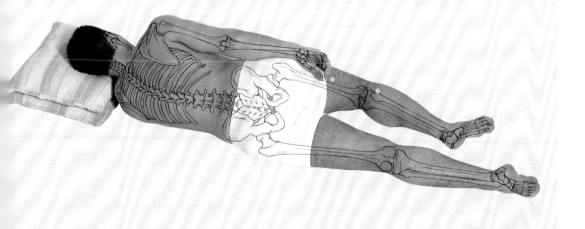

舒缓慢性疼痛的按摩流程

问题	体位	泰式按摩手法
肩部或颈部疼痛 该部位的疼痛通常由肌肉紧张引起。下述按摩方式有助于缓解该部位的疼痛。 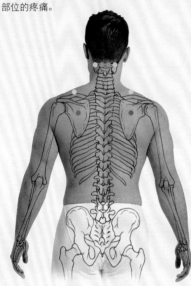	1.坐位	按压和按揉肩部上方。深度按压特定穴位五分钟，逐渐增加力度。沿颈部两侧向上按压和按揉，直到头骨下方。 ·**抬臂后伸**（参见第134页） ·**肘为支点抬臂**（参见第134页） ·**坐位侧方抬臂**（参见第135页） ·**脚抵背部拉伸**（参见第138页） ·**蝴蝶式肩后伸**（参见第137页） ·**蝴蝶式推拿**（参见第137页） ·**蝴蝶式后伸推拿**（参见第139页）
	2.仰卧位	·**按压颈部**（参见第100页） ·**拉伸颈部**（参见第100页） ·**转颈牵拉**（参见第100页） ·**摇摆背部**（参见第84页） ·**犁式手法**（参见第85页）
	3.坐位	重复所有颈部和肩部按压手法，持续十分钟。
头痛 头痛通常由颅底、前额和太阳穴的能量流动受阻引起。 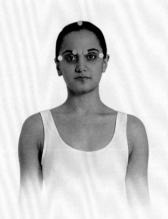	1.坐位	用与缓解颈部疼痛相同的手法按压颈部和肩部，持续十分钟（见上）。
	2.仰卧位	·**拉伸颈部**（参见第100页） ·**转颈牵拉**（参见第100页） ·**头&面部按摩**（重点按压特定穴位） （参见第101页） 选择使用第一课中的脚部按摩手法 （参见第48~57页），使能量下移。

问题	体位	泰式按摩手法
腘绳肌酸痛 运动很容易引起腘绳肌损伤。以下手法可以用于缓解此部位的疼痛。	1.仰卧、侧卧和俯卧位（腿部）	· **手掌按压**（参见第40页） · **拇指行走法**（参见第39页）
	2.仰卧位	· **踩葡萄式按压**（参见第64～65页） · **胸抵足部按压大腿**（参见第67页） · **螳螂式**（参见第68页） · **脚部按压大腿**（参见第71页） · **拔河式**（参见第72页） · **半莲花式背部摇摆**（参见第76页） · **螺丝起子式**（参见第77页） · **垂直半莲花式大腿按压**（参见第77页） · **抬腿拉伸**（参见第78页） · **垂直腿部拉伸**（参见第78页）
	3.俯卧位	· **按压大腿&提拉脚部**（参见第119页） · **反向半莲花式屈腿**（参见第121页） · **亲密式小腿&大腿按压**（参见第123页） · **站立式眼镜蛇**（参见第127页）
	4.侧卧位	· **扶椅双脚按压大腿&小腿**（参见第107页）

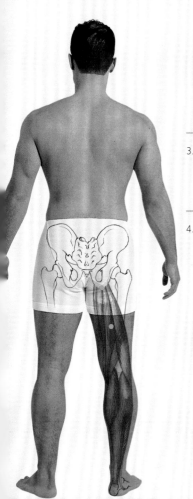

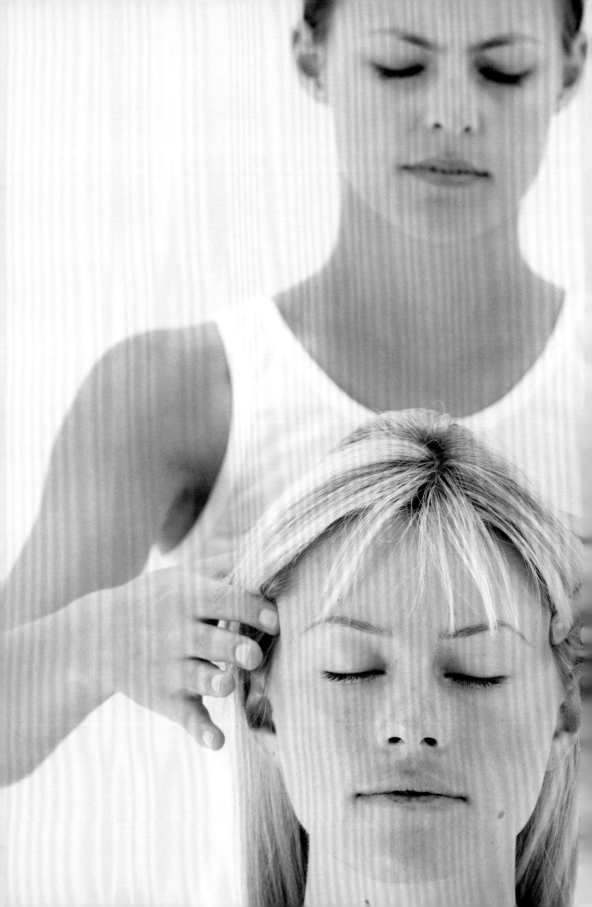

对于初学者来说，在没有进行过一整套全身按摩的情况下，要掌握本书中的所有按摩流程是非常困难的。因此，我们特地设计了这个高度简化的单元，以便让初学者在学习所有的高级手法之前能够掌握特定手法。

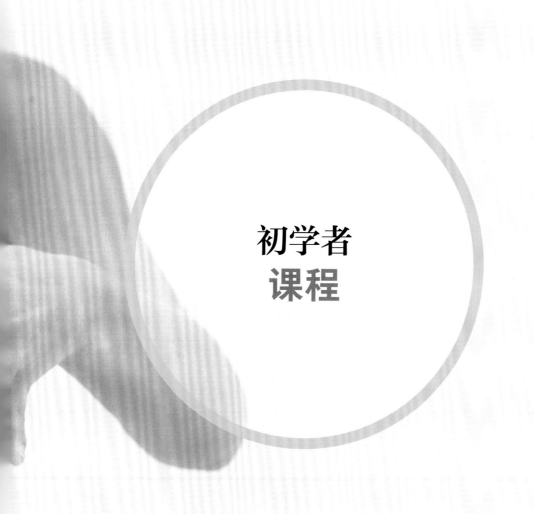

初学者
课程

侧卧位

- **按压直膝腿背侧**（参见第104页）
- **按压屈膝腿**（参见第104页）
- **按压髋关节周围**（参见第105页）
- **侧卧位单脚踩葡萄式按压**

  （参见第105页）
- **侧卧位单脚踩葡萄式按压&扭转**

  （参见第106页）
- **侧卧位按压背部**（参见第107页）
- **旋转肩部**（参见第108页）
- **膝盖抵手臂按压**（参见第109页）
- **手臂垂直侧拉**（参见第109页）
- **侧卧位手臂拉伸**（参见第110页）
- **按压手臂外侧**（参见第110页）
- **三角式拉伸手臂**（参见第111页）
- **肩-对侧膝脊柱扭转**（参见第111页）
- **提拉扭转脊柱**（参见第115页）

俯卧位：腿部&背部

- **站立式脚对脚按压**（参见第118页）
- **按压腿部&臀部背侧**（参见第118页）
- **脚跟抵臀部按压**（参见第119页）
- **按压大腿&提拉脚部**（参见第119页）
- **身体后倾提拉腿部**（参见第120页）

  （在另一条腿上重复）

- **脚抵臀部按压**（参见第120页）
- **反向半莲花式屈腿**（参见第121页）

  （在另一条腿上重复）
- **亲密式小腿&大腿按压**（参见第123页）

  （在另一条腿上重复）
- **跪膝按压背部**（两种手法）

  （参见第124页）
- **跪垫式眼镜蛇**（参见第125页）
- **坐凳式眼镜蛇**（参见第126页）

坐位

- **按压肩部**（参见第132页）
- **前臂揉辗肩部**（参见第132页）
- **拇指按压颈部**（参见第133页）
- **十指交叉按压颈部**（参见第133页）
- **抬臂后伸**（参见第134页）
- **肘为支点抬臂**（参见第134页）
- **双手敲打肩部**（参见第135页）
- **锁臂式拇指按压肩部**（参见第135页）
- **头抵膝按压**（参见第136页）
- **蝴蝶式肩后伸**（参见第137页）
- **脚抵背部拉伸**（参见第138页）
- **头&面部按摩**（参见第101页）